《常见肛肠病就医指南丛书》总主编　李春雨　高春芳

中华医学会科学普及分会
中国医师协会肛肠医师分会　**推荐用书**
中国医师协会医学科普分会

结直肠癌就医指南

主　编　李春雨　张伟华　聂　敏　孙丽娜
副主编　王继见　张春旭　彭作英　骆衍新

全国百佳图书出版单位
中国中医药出版社
·北　京·

图书在版编目（CIP）数据

结直肠癌就医指南 / 李春雨等主编 . —北京：
中国中医药出版社，2022.12
（常见肛肠病就医指南丛书）
ISBN 978-7-5132-7527-9

Ⅰ . ①结…　Ⅱ . ①李…　Ⅲ . ①结肠癌—诊疗—指南
②直肠癌—诊疗—指南　Ⅳ . ① R735.3-62

中国版本图书馆 CIP 数据核字（2022）第 062150 号

中国中医药出版社出版
北京经济技术开发区科创十三街 31 号院二区 8 号楼
邮政编码　100176
传真　010-64405721
三河市同力彩印有限公司印刷
各地新华书店经销

开本 880×1230　1/32　印张 9.25　彩插 0.25　字数 144 千字
2022 年 12 月第 1 版　2022 年 12 月第 1 次印刷
书号　ISBN 978 – 7 – 5132 – 7527 – 9

定价　48.00 元
网址　www.cptcm.com

服务热线　010-64405510
购书热线　010-89535836
维权打假　010-64405753

微信服务号　zgzyycbs
微商城网址　https://kdt.im/LIdUGr
官方微博　http://e.weibo.com/cptcm
天猫旗舰店网址　https://zgzyycbs.tmall.com

如有印装质量问题请与本社出版部联系（010-64405510）

《常见肛肠病就医指南丛书》专家指导委员会

（以姓氏笔画为序）

丁　康（南京中医药大学附属南京中医院）
万　峰（中华医学会科学普及分会）
王永兵（上海市浦东新区人民医院）
王志民（山东省第二人民医院）
王欣鑫（辽宁中医药大学附属第三医院）
王继见（重庆医科大学附属第二医院）
韦　东（中南大学湘雅医学院附属海口医院）
毛细云（安徽中医药大学第一附属医院）
龙再菊（辽宁中医药大学附属第三医院）
白景舒（大连大学附属新华医院）
刘蔚东（中南大学湘雅医院）
孙　锋（广州中医药大学第一附属医院）
孙化中（山西省人民医院）
孙丽娜（辽宁中医药大学附属医院）
李国峰（长春中医药大学附属医院）
李春雨（中国医科大学附属第四医院）
李胜龙（南方医科大学附属南方医院）
杨　波（解放军总医院第八医学中心）

杨会举（河南中医药大学第三附属医院）
张小元（甘肃中医药大学附属医院）
张伟华（天津市人民医院）
张苏闽（南京中医药大学附属南京中医院）
张春旭（中国人民解放军联勤保障部队第988医院）
张振勇（云南省第一人民医院）
陈小朝（成都肛肠专科医院）
陈少明（上海理工大学附属市东医院）
范小华（广东省中医院）
林　林（烟台白石肛肠医院）
周海涛（中国医学科学院肿瘤医院）
胡响当（湖南中医药大学第二附属医院）
聂　敏（辽宁中医药大学附属第三医院）
徐　月（重庆市中医院）
高春芳（全军肛肠外科研究所）
郭修田（上海市中医医院）
黄美近（中山大学附属第六医院）
曹　波（贵州中医药大学第一附属医院）
崔志勇（山西省人民医院）
彭作英（黑龙江省中医药科学院）
蓝海波（成都肛肠专科医院）

《结直肠癌就医指南》编委会

总主编　李春雨（中国医科大学附属第四医院）
　　　　高春芳（全军肛肠外科研究所）

主　编　李春雨（中国医科大学附属第四医院）
　　　　张伟华（天津市人民医院）
　　　　聂　敏（辽宁中医药大学附属第三医院）
　　　　孙丽娜（辽宁中医药大学附属医院）

副主编　王继见（重庆医科大学附属第二医院）
　　　　张春旭（中国人民解放军联勤保障部队第988医院）
　　　　彭作英（黑龙江省中医药科学院）
　　　　骆衍新（中山大学附属第六医院）

编　委　（以姓氏笔画为序）
　　　　王　洋（中国医科大学附属第四医院）
　　　　王立军（天津市天津医院）
　　　　王若谷（山东第一医科大学第三附属医院）
　　　　王彩明（白银市第二人民医院）
　　　　卞正乾（上海交通大学附属仁济医院）
　　　　田利军（山西省人民医院）
　　　　朱正明（南昌大学第二附属医院）
　　　　刘　勇（浙江省肿瘤医院）
　　　　刘蔚东（中南大学湘雅医院）
　　　　关维雨（中国医科大学附属第四医院）
　　　　孙　锋（广州中医药大学第一附属医院）
　　　　肖天保（贵阳中医学院第一附属医院）
　　　　汪晓东（四川大学华西医院）
　　　　张　睿（辽宁省肿瘤医院）
　　　　张春泽（天津市人民医院）
　　　　陆　航（锦州医科大学附属第一医院）
　　　　陈进才（西安交通大学第一附属医院）
　　　　林树森（中国医科大学附属第四医院）
　　　　尚　锐（吉林省松原市中心医院）
　　　　周海涛（中国医学科学院肿瘤医院）
　　　　聂　敏（辽宁中医药大学附属第三医院）
　　　　柴宁宁（中国医科大学附属第四医院）
　　　　黄　彬（陆军军医大学第三附属医院）
　　　　黄美近（中山大学附属第六医院）
　　　　黄秋林（南华大学附属第一医院）
　　　　韩文秀（安徽医科大学第一附属医院）
　　　　蔡国豪（海南省人民医院）
　　　　缪　巍（青海大学附属医院）

《常见肛肠病就医指南丛书》总主编简介

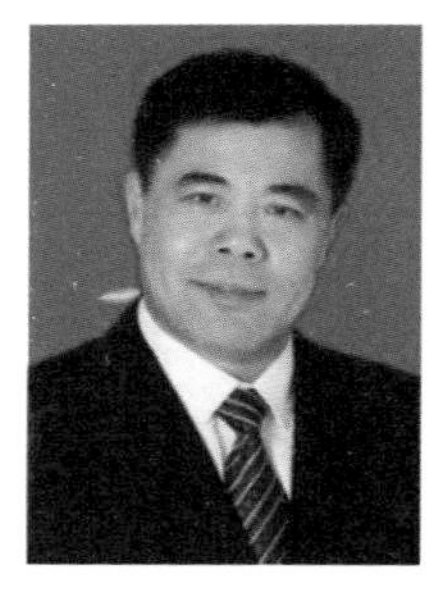

李春雨，全国著名肛肠外科专家、教授、主任医师、硕士生导师。现任中国医科大学附属第四医院肛肠外科主任。毕业于中国医科大学，医学硕士。兼任中国医师协会肛肠医师分会副会长兼科普专业委员会主任委员，中国医师协会医学科普分会常务委员兼肛肠专业委员会主任委员，国家健康科普专家库第一批专家，国际盆底疾病协会常务理事，辽宁省肛肠学会主任委员，沈阳市医师协会肛肠科医师分会主任委员等职。担任全国“十二五”“十三五”“十四五”研究生规划教材、本科生规划教材主编，出版《肛肠外科学》《肛肠病学》《肛肠外科手术学》等规划教材及专著 38 部。从事肛肠外科工作 30 余年，具有丰富的临床经验，秉承“微创、无痛、科学、规范”的治疗理念，对结、直肠肛门外科有较深的造诣，尤其擅长肛肠疾病的微创治疗。2016 年在援疆期间，荣获“全国第八批省市优秀援疆干部人才”“新疆塔城地区第二批优秀援疆干部人才”“辽宁省第四批优秀援疆干部人才”等荣誉称号。

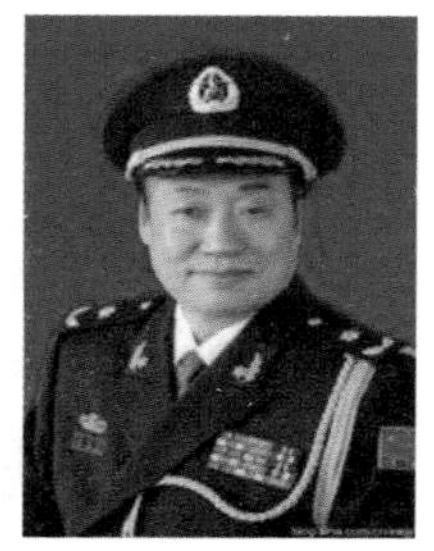

高春芳，全国著名肛肠外科专家，陆军军医大学博士生导师、教授，主任医师。原中国人民解放军第 150 中心医院院长，专业技术一级，文职一级。现任中国法学会常务委员，中国卫生法学会会长，中国医师协会常务委员，中国医师协会肛肠医师分会会长，全军肛肠外科研究所所长，全军新型装备毁伤生物效应及防治重点实验室主任。第十届、十一届、十二届全国政协委员，享受国务院政府特殊津贴。自主攻克的低位直肠癌根治术中，新直肠角重建在会阴部设置人工肛门手术，成功解决了世界性的医学难题。曾获国家、军队、省部级科学技术二等奖及以上 20 项，主编与参编专著 10 余部。荣获“中国医师奖”“全军技术重大贡献奖”，以及“全国首届中青年医学科技之星”“国家有特殊贡献中青年专家”“全国优秀科技工作者”“全军爱军精武标兵”等荣誉称号。

前言

肛肠病是一种常见病、多发病，几乎每个人一生中都有发病之虞，故有“十人九痔”之说。随着经济的发展和生活节奏加快，其患病率呈明显上升趋势，严重地影响人们的日常生活和身心健康。但大多数人羞于启齿，缺乏认识，害怕手术，最终酿成大病，甚至危及生命。健康生活是老百姓最大的心愿，医生治病不能只凭一把手术刀，一捧小药片儿，更应该通过健康科普宣教，使更多的人了解疾病防治常识，并开展群众性的科普防治工作，减轻社会、家庭、患者的负担与痛苦。这已是刻不容缓的工作。因此，为了帮助广大肛肠病患者解除病痛和困扰，我们特组织中国医师协会肛肠医师分会科普专业委员会和中国医师协会医学科普分会肛肠专业委员会委员及国内知名的、权威的科普专家，结合本人多年的宝贵临床经验，编写这套《常见肛肠病就医指南丛书》。

本套丛书共 7 个分册，包括《痔疮就医指南》《肛裂就医指南》《肛周脓肿就医指南》《肛瘘就医指南》《便秘就医指南》《结肠炎就医指南》《结直肠癌就医指南》，是一套集临床经验和科普常识于一体的肛肠专家的智慧结晶。该套丛书以一问一答的形式，向读者介绍了肛肠疾病的症状表现、检查方法、诊断治疗及预防保健等方面的防治知识，以通俗易懂的语言，为读者解释健康科普宣教知识。内容上兼顾科学性、权威性、知识性和趣味性，力求通俗易懂、深入浅出、图文并茂、科学实用，达到“未病早防，已病早治”的目的，努力让大多数民众看得懂、记得住。

本套丛书在编写过程中，得到了中华医学会科学普及分会主任委员、首都医科大学附属朝阳医院副院长郭树彬教授，中国医师协会肛肠医师分会会长、全军肛肠外科研究所所长高春芳教授的关心与支持，同时得到了中华医学会科学普及分会和中国医师协会肛肠医师分会全体委员的辛勤付出及中国中医药出版社的鼎力相助。在此，一并致以衷心的感谢。

由于我们精力有限，加之时间仓促，一些疏漏、不妥之处在所难免，敬请读者提出宝贵的意见和建议，以便进一步完善。

2022 年 2 月于沈阳

第一部分

症状——有了症状快就医

1. 结直肠癌的临床表现有哪些?

结直肠癌的主要表现是排便习惯的改变和粪便性质的改变、腹胀、腹痛、腹部包块、肠梗阻、便血、贫血等。结肠癌还可伴发皮肤表现，如黑棘皮病。其他伴发于消化道肿瘤的皮肤表现有获得性多毛症、肢端角化症、皮肌炎，但均较少见。若患者出现贫血、低热、乏力、消瘦、水肿等表现，其中尤以贫血、消瘦为明显症状者，说明已经有中毒表现的疾病存在。

2. 大便习惯改变的表现是什么?

大便习惯：通常指的是排便感觉、排便频度（每日排便次数）以及排出粪便性质（如颜色、干稀等）。如便秘、腹泻或者二者交替出现，排便不尽，排便困难等。大便习惯改变常见于慢性结肠炎、肠结核、结直肠肿瘤等疾病。排便感觉：粪便是食物经消化吸收剩余的残渣，在结肠下端形成团块，经肠蠕动进入直肠，直肠黏膜的压力感受器受到刺激引起便意，出现下腹胀满，会阴、肛门坠胀，这种排便感觉在粪便排出体外后随即消失。人们的这一生理活动过程是一种轻松

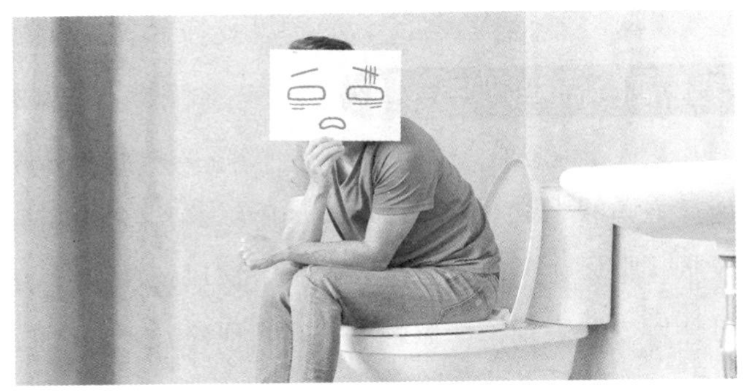

带有喜悦感的过程，短时肛门坠胀会瞬间消失。排便频度：正常成人每日排便 1 ～ 2 次，少数人隔日 1 次，排便每周少于 2 次，则视为便秘。大便次数增多，一天可以从数次到数十次，视为腹泻。粪便性质：主要指粪块的干与稀，偶尔出现干或稀便亦属正常，往往与生活、饮食的改变或精神因素等有关。腹泻和腹胀、肛门下坠还是直肠刺激征的主要表现。

3. 大便形状改变的表现是什么？

大便形状与原来相比发生了改变，如较原来的便条变细、变扁、变稀、不成形或带有沟槽等。

4. 大便规律改变的表现是什么？

大便规律改变包括大便习惯改变、大便次数改变、大便时间改变、大便形状改变等。

5. 结直肠癌便血的特点是什么？

若便血血色鲜红且与粪便混合在一起，常提示肠息肉或结直肠癌的可能。直肠癌便血的特点是脓血便，暗红色，有腥臭味；而结肠癌便血的特点是红色、量少，伴有大量黏液。

6. 结肠癌患者便血说明什么？

便血在临床的出现仅次于排便习惯的改变。产生便血的原因很多，痔疮、痢疾、肠道炎症、肠结核等都会有便血的表现。如果患者出现血便或持续性便潜血阳性，需考虑结直肠癌的可能，建议及时去医院检查明确诊断。

7. 结直肠癌的临床特点有哪些?

结直肠癌早期多无症状，随着癌肿的体积增大，引起继发病变，才出现症状。

（1）胃肠功能紊乱：食欲减退、腹部不适、饱胀、便秘、腹泻，或腹泻与便秘交替出现。

（2）肠梗阻症状：主要有腹痛、便秘、腹胀、呕吐、肠蠕动亢进，有时可见到肠型。

（3）血便：为结直肠癌的主要症状，也是直肠癌最先出现和常见的症状。

（4）腹块：多为癌肿本身，结直肠癌患者亦可由其他癌症腹腔内转移或炎性浸润所引起，时隐时现的包块常提示肠道有不完全性梗阻。

（5）全身症状：结直肠癌患者可有不同程度的贫血、营养不良、全身衰竭、体重减轻和恶病质等。

（6）其他症状：癌症合并感染可引起畏寒、发热；穿孔可引起弥漫或局限性腹膜炎；侵及泌尿系统可引起泌尿系统症状。

8. 结直肠癌患者早期和晚期症状有哪些?

结直肠癌最早期可无症状，也可表现为腹胀、不适、消化不良症状，而后出现排便习惯的改变和大便带血，多数表现为排便次数增多、粪便不成形、排便前可有轻度腹痛，稍后即可有黏液便或黏液脓性血便，便血是结直肠癌仅次于排便习惯改变的常见症状，几乎所有患者在出现血便时，其间混有脓细胞和黏液，形成黏液便或黏液脓性血便。大便内带黏液的多少与癌肿本身的性质有相关性。

晚期结直肠癌可有黄疸、腹水、水肿等肝转移征象，以及恶病质、直肠前凹肿块、锁骨上淋巴结肿大等肿瘤远处扩散转移的表现，还会出现肠梗阻现象。升降结肠牵拉后腹膜造成的后背痛也是晚期的症状，但不常见。

9. 结直肠癌早期症状有哪些特点?

早期结直肠癌多数无明显症状，或仅表现为癌前病变的症状。但随着病变的进展，如果患者出现了如下的变化，就要及早提高警惕。粪便形状改变，便条变细、变扁或有棱角。粪便变黑或暗红色，粪便变稀，有黏液。排便次数增多，但却排不出粪便。反复的痔疮不愈，不明原因的贫血、体重减轻。不明原因的腹部胀痛。由于结直癌初期症状不明显，而且容易与其他的病变症状相混淆，所以，往往一经确诊，就是晚期。所以，要及早到医院进行确诊检查。

10. 结直肠癌晚期全身症状有哪些?

结直肠癌晚期常见的全身症状有食欲不振、腹部包块、癌性发热、消瘦、体重减轻、贫血及全身无力等。这些是因为恶性肿瘤本身是消耗性疾病，加上患者患病后营养摄取能力减弱所致。

11. 结直肠癌全身症状与肿瘤生长位置有关吗?

有些全身症状与肿瘤生长位置有关。①左半结肠癌：最常见的症状是便血，且多为粪便表面带有暗红色血，有时伴黏液，易被患者发现而引起重视。另外，左半结肠肠腔狭小，肿瘤生长易致肠腔缩窄，故而癌性肠梗阻引起的腹痛也较多见。②右半结肠癌：常表现出腹部肿块、贫血、便血、腹痛、全身乏力与消瘦等症状。其中腹痛占右半结肠癌各种症状的首位。右半结肠癌患者大便潜血试验常为阳性，长期的大便潜血最终导致贫血。③直肠癌：直肠是固体沉渣排泄的最后通道，因此直肠癌患者常表现为便血及排便习惯的改变，且鲜血与大便不相混淆。由于肿瘤生长于直肠，常常刺激患者产生便意，多者甚至每日数十次，有时伴持续性肛门坠胀感及排便不尽感，大便常变细、变形，甚至排便困难。

12. 右半结肠癌与左半结肠癌在症状上有何不同？

临床上，根据结肠癌的发病部位不同将其分成右半结肠癌和左半结肠癌两种。由于癌肿病理类型和部位的不同，临床表现也有区别。一般右侧半结肠癌以进行性贫血、腹泻与便秘交替、腹部肿块为主要表现。左半结肠癌由于乙状结肠肠腔最狭小且与直肠形成锐角，而且粪便在左侧结肠已经形成固体，因此容易形成狭窄，常表现为慢性进行性肠梗阻。患者大多有顽固性便秘，也可间以排便次数增多等症状。

13. 如何区别右半结肠癌和左半结肠癌？

（1）从破溃出血区别：要想有效区分左半结肠癌与右半结肠癌，可以先从破溃出血症状入手。一般来说，左半结肠癌很少出现破溃出血的情况，即使出血也是少量，并不明显。

而右半结肠癌易溃烂出血，而且大便多呈暗红或酱色。

（2）触摸肿块区别：通常情况下，左半结肠癌不易触及肿块，而右半结肠癌肿块较为明显，大概有80%的患者都能触及肿块。

（3）从肠梗阻区别：左半结肠癌易发生肠梗阻，主要是因为左半结肠肠腔较细，容易被堵塞，从而引发梗阻的病症。而右半结肠癌不易发生肠梗阻，多数易出现继发感染病症，如发热、消瘦、虚弱、食欲减退等。

（4）从恶病质现象区别：左半结肠癌恶病质现象不明显，很少见。而右半结肠癌恶病质现象很常见，主要是因为右半结肠癌容易破溃出血，继发感染，一旦感染病症加重，就会出现毒血症状，如发热、恶心、呕吐、腹痛、气短等。

14. 为什么左半结肠癌会出现肠梗阻?

（1）与肿瘤的病理类型有关：左半结肠癌多为浸润性癌，这种类型的癌肿主要围绕肠腔四周生长，常会导致肠腔环形狭窄而发生肠道梗阻，其中2／3发生于结肠脾曲以下。

（2）与粪便形状有关：粪便由右半结肠运行到左半结肠时，水分已被大部分吸收，这时大便干结成形，逐渐形成半固体状或固体状，硬度大，难以通过狭窄的病灶部位。这也是导致左半结肠癌易发生慢性肠梗阻的重要原因之一。

（3）与左半结肠本身的结构有关：结肠从结肠脾曲以下开始变细，至乙状结肠末端，其内径仅约2.5cm，且与直肠形成锐角，所以肠梗阻容易发生在左半结肠。

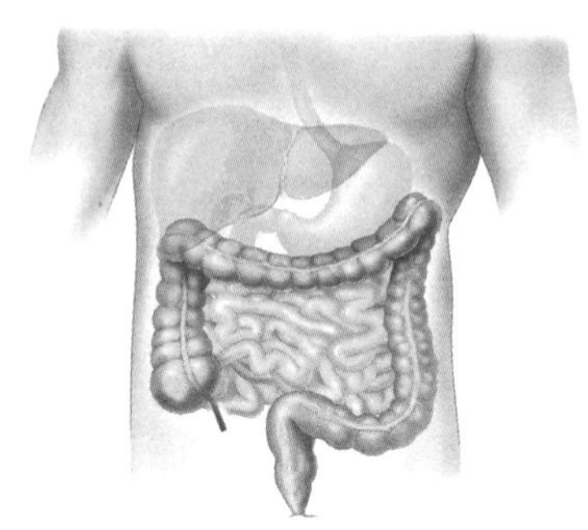

15. 为什么升结肠癌患者会出现贫血?

升结肠癌引起贫血的主要原因有以下几点。①升结肠癌表面黏膜发生糜烂、溃疡出血引起的长期慢性失血，是导致贫血发生的主要原因 。少数情况下，肿瘤也可直接侵蚀血管造成血管损伤破裂，引起急性失血，从而造成贫血。②升结肠癌引起的人体营养摄入障碍和胃肠道功能紊乱、消化吸收差，导致造血原料来源不足。③升结肠癌本身生长需要大量的营养物质，从而造成对营养物质掠夺性消耗，使造血原料消耗过多而导致贫血的发生。④晚期升结肠癌可转移至骨髓，直接对造血系统构成破坏，从而使骨髓造血储备功能降低，导致贫血发生。

16. 结直肠癌常见的并发症有哪些?

结直肠癌常见的并发症有肠梗阻、肠道出血和肠穿孔。肠梗阻以左半结肠为多，大多进展较缓慢，是渐进性梗阻，患者逐步出现排便困难的症状，腹痛逐渐加重。肠道出血是结直肠癌另一个常见的并发症，也是结直肠癌最常见的症状之一，也是患者就诊的主诉。肠穿孔也是结直肠癌常见的并发症，肠穿孔出现腹部疼痛、腹部压痛，急性穿孔后，大量含有细菌的粪水进入腹腔，可出现严重的急性弥漫性腹膜炎，此时患者需接受外科急诊手术治疗。

17. 患者出现哪些症状应警惕结直肠癌的可能?

如有以下表现，应警惕结直肠癌的可能。①原因不明的贫血、乏力、体重减轻、食欲减退或发热；②出现便血或黏液血便；③排便习惯或粪便形状发生改变，如腹泻、便秘或腹泻与便秘交替，或呈便频排便不尽感，或进行性排便困难、粪便变细等；④沿结肠部位的腹部隐痛、不适，或间歇性腹胀，排气后减轻；⑤沿结肠部位可扪及腹部肿块，包块多比较坚硬；⑥转移到其他脏腑，如转移到肝脏引起黄疸，转移到肺部引起呼吸困难，转移到骨引起疼痛等。

所以，如果患者出现贫血、消瘦、大便潜血阳性以及前述早期症状时，需做进一步检查。

18. 结肠癌腹痛的性质分几种?

结肠癌腹痛的性质可分为隐痛、钝痛与绞痛，时间上可分为阵发性和持续性疼痛。隐痛多发生在肿瘤侵犯至肠壁肌层后。当肿瘤侵犯肠壁全层并与周围组织发生粘连后，可出现持续性疼痛。阵发性绞痛多出现在肠梗阻时或由肿瘤造成的肠道刺激引起。突发剧痛并伴有腹膜刺激征则提示肠穿孔。

19. 直肠癌患者排便有哪些异常?

直肠癌患者排便表现为直肠刺激症状，如便意频繁、下坠、便不尽感，甚者有里急后重，并可伴腹胀、下腹不适等。主要表现大便次数增多，每日数次至数十次，多者每日数十次，大便次数越多，其内所含粪便成分越少，实际上每次仅排出少量的血液及黏液。同时多伴有持续的肛门坠胀感及排便不尽的感觉。

20. 结直肠癌患者的排便特点有哪些?

结直肠癌患者排便时即有明显出血，量少，同时有黏液排出。感染严重时有脓血便，大便次数增多。便血是结直肠癌患者最常见的症状。便血多为鲜血或暗红色血液，与大便不混。大量出血者罕见。有时便血中含有血块和脱落的坏死组织。

21. 结直肠癌的发病病因有哪六个方面?

结直肠癌的发病原因目前尚不清楚，根据流行病学调查、基础和临床研究，其发病可能与下列因素有关：①饮食因素；②环境因素；③遗传因素；④疾病因素；⑤病毒感染；⑥精神因素。

22. 结直肠癌的好发年龄是多少?

结直肠癌是胃肠道中常见的恶性肿瘤，好发于中老年人，目前以 50 ～ 75 岁发病率最高。但在结直肠癌低发区，青年患者也不少见。青年人结直肠癌大便习惯改变常以腹泻为主，而老年人结直肠癌大便习惯改变则主要表现为便秘，原因可能是老年人结直肠蠕动较为缓慢，故目前恶性肿瘤发病有年轻化的趋势。

23. 梗阻性结直肠癌的临床表现有哪些?

梗阻性结直肠癌的患者多为老年人，病程较长，病期较晚，常合并有贫血、低蛋白血症和电解质紊乱等。左半结肠癌出现梗阻的机会高于右半结肠癌。在梗阻之前，患者往往有结直肠癌的常见症状如腹泻、便血等。梗阻时排便习惯改变是最常见的症状，多表现为便秘、腹胀、腹痛和排便困难等，也可表现为便形变细。无论是完全性或不完全性、急性或慢性，梗阻性大肠癌的临床表现大致相同，痛、吐、胀、闭为其四大主要症状，只不过程度不同。

24. 结直肠癌肠梗阻的特点是什么?

肠梗阻是结直肠癌后期常见的症状，多表现为慢性不全性低位肠梗阻症状，亦可急性发作，表现为急性肠梗阻，发作前可无明显的自觉症状，或虽有慢性梗阻症状，但未引起重视。发生完全性肠梗阻时，梗阻近侧结肠高度膨胀，严重者可发生肠穿孔。有时乙状结肠或横结肠癌肿可诱发结肠套叠引起急性肠梗阻。故老年患者在出现下消化道梗阻现象时，应考虑肠道肿瘤的可能性。

25. 哪些人需警惕结直肠癌？

因结直肠癌有一定的家族遗传性，所以有肿瘤家族史的易感人群，如乳腺癌、卵巢癌、结直肠癌、输尿管癌等，其患结直癌的概率比正常人要高，且患病年龄也较提前。这部分易感人群，尤其是有痔疮、肠炎、溃疡性结肠炎反复、久治不愈者，有肠息肉、腺瘤、糖尿病病史，年龄≥ 50 岁，吸烟、肥胖等，建议每隔 3 年做 1 次专业的肿瘤筛查，如粪便潜血检查、纤维结肠镜检查、肿瘤标志物检查等，如出现异常情况，应积极诊断和治疗。

26. 哪些疾病容易与结直肠癌相混淆？

痔疮、慢性肠炎、溃疡性结肠炎、肠息肉、肠部溃疡、痢疾、内分泌疾病引起的肠道功能紊乱等疾病会出现类似结直肠癌的症状表现，应引起高度重视，及时明确诊断，以免延误病情和治疗。

27. 不同部位的结直肠癌梗阻，呕吐出现的时间有什么不同？

呕吐出现的时间和频率随梗阻部位的高低而不同。高位梗阻时，呕吐越早出现，呕吐越频繁；低位梗阻时，呕吐较晚出现，次数也较少。一般结肠的梗阻均较晚出现呕吐。呕吐并非结肠梗阻的明显症状。

28. 不同部位的结直肠癌梗阻，腹胀的程度有何不同？

腹胀的程度和梗阻的部位有关。高位肠梗阻腹胀不明显，而低位肠梗阻腹胀常较为显著。如果回盲瓣功能良好，梗阻时由于形成闭襻性梗阻，因此可见腹周膨胀或腹部不均匀隆起。偶尔回盲瓣功能不健全的高位结肠梗阻可出现低位小肠梗阻的征象，腹部呈对称性膨胀。

29. 结直肠癌的扩散方式有哪些？

结直肠癌的扩散方式有直接生长和远处转移。肿瘤生长可能会扩散到肠内或肠周围，肿瘤最终会浸润到肠壁，扩散到邻近的器官如其他肠段、腹壁、膀胱或子宫为直接生长。

肿瘤细胞从原发肿瘤上脱落下来，通过血液、淋巴液播散到身体的其他部位为远处转移，远处转移包括肝转移、肺转移、腹膜转移和骨转移。

30. 结直肠癌复发包括哪几种类型？

结直肠癌复发包括吻合口复发、会阴部复发、盆腔复发。

（1）吻合口复发：多见于直肠癌。早期的吻合口复发无任何症状，往往依靠术后的定期直肠指检和内镜检查发现。吻合口距肛门较近时，直肠指检可在吻合口或其附近扪及硬结或僵硬区。但无症状的吻合口复发的概率很低，多数吻合口复发的患者时有便血或黑便的症状，到后期也可表现为腹痛和大便困难等吻合口梗阻的症状。

（2）会阴部复发：早期可无任何不适，随着肿瘤的进展，可出现会阴部的酸胀、坠痛感。体检可在会阴切口瘢痕处或其附近触及肿块，女性患者通过阴道指检往往也可扪及会阴复发的病灶。复发肿瘤到后期，可压迫后尿道而导致排尿困难，或出现腹股沟转移性淋巴结以及突破会阴皮肤破溃至体表以外。

（3）盆腔内复发：是直肠癌术后复发最常见的情况。主要表现为臀部和肛门会阴区的酸胀、坠痛感以及坐骨神经痛和大腿内侧的放射性疼痛，是由于复发肿瘤侵犯压迫骶丛神经、闭孔神经等引起。

31. 哪些因素会增加患结直肠癌的风险？如何预防？

结直肠癌的发病因素有很多，有些内因是无法预防的，比如患有溃疡性结肠炎、肠道克罗恩病的患者，肠黏膜受长期炎症反复刺激，还有家族性腺瘤性息肉病和错构瘤息肉病综合征患者。这些都会在原有炎症和息肉的基础上诱发结直肠癌。但是，有些外在因素我们是可以采取预防措施加以预防和避免的。比如经常吃烧烤等辛辣和刺激性食物，习惯于“二高一低”即高脂肪、高蛋白、低膳食纤维的饮食结构，久坐不动等。这些因素都会促进体内致癌物质增多，增加罹患结直肠癌的风险。我们可以通过改变饮食结构为低脂肪、高膳食纤维、多蔬菜水果类，来预防结直肠癌的发生。同时，也可以通过倡导健康的生活方式，包括进行有规律的体育活动、戒烟戒酒等，来降低结直肠癌的风险。

32. 结直肠癌会遗传吗？患者家属需要进行结直肠癌筛查吗？

结直肠癌的发病原因绝大部分是由环境因素和遗传易感

性之间复杂的相互作用所致，只有小部分（3%～5%）是由分子异常等遗传因素引起的。因此，只有极少数的大肠癌会遗传，患有遗传性结直肠癌的患者，其直系家属应该立即进行结直肠癌筛查以排除结直肠肿瘤。而散发性非遗传性结直肠癌的患者，家属罹患结直肠癌的风险要比正常人群要高很多。因此，也建议家属及时进行结直肠癌筛查。作为正常人群，如果有以上不良的饮食和生活习惯或者出现便血、排便习惯改变等症状，我们也建议尽早进行结直肠癌筛查。

33. 一般人群如何做结直肠癌健康筛查?

一般人群是指无明确高危因素的个体。筛查原则如下。

（1）年龄 50 ～ 74 岁的个体首次筛查应进行高危因素问卷调查、免疫法大便潜血检测及直肠指诊。阳性者行结肠镜检查。

（2）后续筛查每年至少检查 1 次大便潜血免疫法，阳性者行结肠镜检查。

（3）有条件者可直接结肠镜检查，结肠镜检查未发现肠道肿瘤者，每隔 5 年行 1 次结肠镜检。

34. 高危人群如何做结直肠癌健康筛查？

有结直肠腺瘤史、结直肠癌家族史和炎性肠病者为高危人群，应每年参加结直肠癌筛查。

35. 结直肠癌的病因有哪些？

结直肠癌的发病原因有以下几种。

（1）饮食与致癌物质：高动物蛋白、高脂肪和低纤维饮食和结直肠癌呈正相关；多环性碳氢化合物、亚硝胺、乙苯胺、联苯胺、二甲基肼等致癌物质能诱发结直肠癌。

（2）结直肠慢性炎症：如溃疡性结肠炎、血吸虫病。

（3）遗传因素：有结直肠癌家族史的家属，患结直肠癌概率明显升高。常见的遗传病还包括：家族性腺瘤性息肉病、Turcot 综合症、Gardner 综合征等。

（4）癌前病变：结直肠腺瘤尤其是绒毛状腺瘤等。

36. 结直肠癌癌前病变有哪些？

结直肠癌癌前病变是指与结直肠癌密切相关的病理变化，

包括结直肠腺瘤、腺瘤病和炎症性肠病（IBD）相关异型增生等，传统命名的锯齿状腺瘤和广基锯齿状腺瘤、广基锯齿状息肉等锯齿状病变也属于癌前病变的范畴。

37. 结直肠癌的报警信号有哪些?

报警症状包括消化道出血（黑便、黏液血便）、腹痛、腹胀、腹泻、腹部肿块、排便习惯改变、贫血、消瘦等。建议对有预警症状的患者建议行直肠指检、结肠镜检查，以排除肿瘤、炎症等器质性病变。

38. 结直肠癌出现哪些症状要尽早就医?

早期结直肠癌往往没有明显的症状，随着病情进展，症状也随之明显。当有症状时，说明已发展至中期甚至晚期。因此，当出现以下症状时，应当尽快就医。

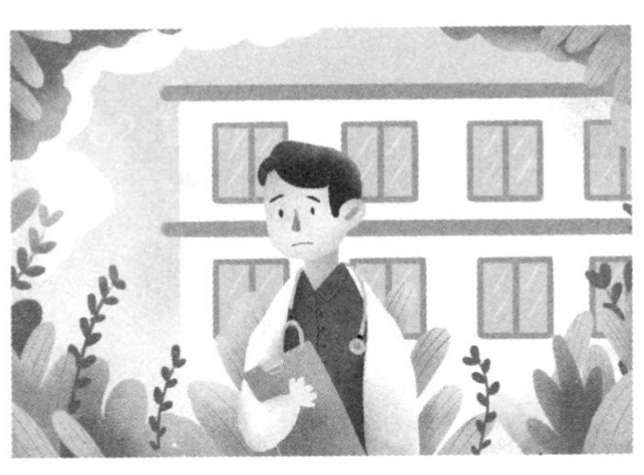

（1）大便习惯及形状的改变：大便次数明显增多，便秘与腹泻交替，排稀烂黏液便或脓血便等。

（2）短期内消瘦明显：1～2个月内患者体重往往迅速减轻5～10千克以上。

（3）贫血：患者慢性失血导致严重贫血。

（4）腹部包块：右半结肠癌往往容易在右腹部触及肿块，乙状结肠癌亦可在左下腹触及肿块。

（5）进行性加重的腹胀、肠梗阻：癌肿引起肠腔狭小、大便干结，而容易出现不完全或完全性肠梗阻（肛门停止排气排便）；同时伴有肿瘤腹腔种植，刺激腹膜产生癌性腹水，往往导致进行性加重的腹胀。

（6）肛门坠胀、尿频、尿急、阴道异常流血及骶尾部疼痛：直肠癌刺激征产生坠胀感，侵犯膀胱、前列腺，致尿频、尿急；侵犯子宫、阴道产生阴道异常流血；侵犯骶尾部往往产生明显的骶尾部疼痛。

39. 中医如何认识结直肠癌?

中医学对本病的描述散见于“脏毒”“便血”“肠覃”“癌瘕”“锁肛痔”等疾病的范畴。其致病原因比较复杂，主要是由于忧思郁怒，饮食不节，伤及脾胃，脾失健运，气滞血瘀，或湿浊内生，热毒内蕴，下注大肠，日久成积。《医宗必读》中说：“积之成也，正气不足，而后邪气踞之。”说明正气不足是本病发生的内在因素。

40. 常吃烧烤、油炸食品会引发结直肠癌吗?

专家认为，肉类食品在 200 ～ 300℃的高温条件下直接进行烧烤，被分解的脂肪滴在炭火上，再与肉里蛋白质结合，会产生致癌的杂环胺，可能导致大肠癌的发生。烧烤食物中还存在另一种亚硝胺致癌物质，对结肠黏膜有特殊作用，可诱发结直肠癌的发生。

41. 常吃腌制食品会引发结直肠癌吗?

亚硝胺类化合物会诱发大肠癌。亚硝胺类化合物广泛存在于食品添加剂以及用亚硝酸盐处理过的肉、鱼、菜等腌制食品中（如咸肉、火腿、咸鱼、酸菜等）。动物实验已证实，亚硝胺类化合物在肠道细菌作用下转化成的肼类物质可引起结直肠癌。研究发现腌制食品的正相关作用是一类独立的结直肠癌危险因素。

42. 常吃高蛋白饮食会引发结直肠癌吗?

人体进食大量动物性蛋白质，会在肠道细菌的作用下，降解产生致癌性的氨基酸降解产物。这是一种毒性很高的致癌物，长期作用于肠黏膜可引发肠黏膜癌变。再加上缺少粗纤维对肠道的蠕动作用，延长了致癌物在肠道内的停留时间。因此，生活中“双高”饮食的爱好者要早做肛门指诊、电子肠镜等检查，以尽早排查结直肠癌。

43. 常吃高脂肪饮食会引发结直肠癌吗?

长期摄入高脂肪饮食，特别是动物脂肪摄入过多，可增加胆汁酸盐的分泌和排泄量，使结肠内胆汁酸盐浓度升高。在大肠杆菌作用下，胆汁酸盐在其代谢与分解过程可生成某些致癌活性物质，增加胆汁酸盐的潜在致癌活性。同时，高动物脂肪饮食中所含的过量胆固醇可改变组织细胞的微环境，使肠道黏膜上皮增生，甚至诱发异型性改变，成为结直肠癌的发病基础。

44. 常吃洋快餐会诱发结直肠癌吗?

麦当劳前首席执行官查理·贝尔一生都以汉堡、薯条为主要工作餐。年仅44岁，他就被结肠癌夺去了年轻的生命。英年早逝，令人倍感惋惜。

洋快餐食品包括汉堡、炸鸡、牛肉饼、炸薯条、可乐等，以高脂肪、高蛋白、高糖、少纤维素而著称，容易吸收而很少残渣，在西方倍受大众青睐，又因其方便快捷而得到上班族喜爱。而高脂肪膳食促使肝脏胆汁分泌增多，胆汁中初级胆汁酸在肠道厌氧细菌的作用下转变成脱氧胆酸及石胆酸。而脱氧胆酸和石胆酸是促癌物质，日久刺激便形成癌瘤。因此，不管你是胖还是瘦，如果有长期高脂肪、高蛋白、低纤维的饮食习惯，再加上缺乏运动，那么结直肠癌很容易找上门。

45. 常吃过量食用红肉会引发结直肠癌吗?

世界癌症研究基金会和美国癌症研究所在最近的一项关于大肠癌的综合报告中，提出猪肉、牛肉、羊肉等所有的红肉和加工肉类会增加疾病的风险，但富含纤维素的食物会降低患大肠癌的概率。报告推荐人们应该每周限制红肉的摄入量在500g以内，同时还建议应该彻底避免食用加工肉类，因为加工肉类对于引起结直肠癌的可能性是红肉的两倍。

他们提醒大家多吃植物类食物，包括富含纤维素的食物，如全麦、水果、蔬菜和豆制品。同时，报告还说，保持健康的体重、经常进行体育锻炼可降低结直肠癌的发病率。持续更新项目小组确认，如果体内脂肪过多，特别是腰部，就很容易患大肠癌。他们还确定喝酒会增加男性患结直肠癌的风险，可能在女性中也会增加发病风险。

46. 食物中缺乏维生素会诱发结直肠癌吗？

饮食中长期缺乏维生素可使大肠癌的发病率增高，比如饮食中缺乏胡萝卜素，维生素C、E、D，叶酸和蛋氨酸等可有诱发结直肠癌。

当缺乏维生素A时，上皮细胞分化将导向角质化形成鳞状细胞，最终发展成癌。实验动物缺乏维生素A则易发生结肠癌。研究表明，维生素C摄入量减少的人，罹患直肠癌的危险性明显增加。维生素E摄入高者，罹患大肠癌的危险性较低。长期摄入维生素D不足者，罹患结直肠癌的危险性明显增高。摄入叶酸和蛋氨酸不足而摄入酒精量高的人群，罹患结直肠癌的危险性明显增高。

47. 大便颜色异常见于哪些疾病?

（1）鲜红色便：血色鲜红不与粪便混合，仅黏附于粪便表面或于排便后有鲜血滴出或喷射出，提示为肛门或肛管疾病，如痔疮、肛裂、肠息肉和直肠肿瘤等引起的出血。服用某些药物也可引起红色大便，如利福平、肝素酚酞等，若如此则不必紧张。鲜血滴落于粪便之上，伴有剧痛为肛裂；鲜血附在粪便表面，无疼痛，常在便后滴出或喷射状出血多为痔疮。若血色鲜红并与粪便混在一起，提示可能为肠息肉或直肠癌、结肠癌所致。直肠癌的血便中常混有糜烂组织；结肠癌的血便特点为鲜血，量少，伴有大量黏液或脓液。

（2）淡红色便：像洗肉水样大便，这种大便最多见于夏季，因食用某些被嗜盐菌污染的腌制品而致。常见的有沙门菌感染引起的腹泻。

（3）暗红色便：因血液的粪便均匀地混合呈暗红色，又称为果酱色，常见于阿米巴痢疾、结肠息肉和结肠肿瘤。此外，某些特殊性疾病，如血小板减少性紫癜、再生障碍性贫血、白血病、流行性出血热等，由于凝血机制障碍，亦可导致便血。这种便血一般呈暗红色，有时也呈鲜红色，且常伴有皮肤或其他器官出血现象。另一种情况是正常人进食过量的咖啡、巧克力、可可、樱桃、桑果等，也可出现暗红色的大便。

（4）白色便：若同时伴有大便量多，并有恶臭，多见于胰源性腹泻或消化道吸收不良综合征。

（5）灰白色便：又称白陶土样便，主要见于阻塞性黄疸。由于胆汁的排泄受到阻碍，可提示胆道有梗塞现象，可能患有胆道肿瘤、胆结石或胰腺癌等疾病。此外，进食牛奶过多或糖过少，产生的脂肪酸与食物中的矿物质钙和镁相结合，形成脂肪皂，粪便也可呈现灰白色，质硬，并伴有臭味。如是钡餐造影后的灰白色大便，则属正常。

（6）黑色便：又称柏油样便，颜色黑如马路上的柏油色，是一种常见的由消化道出血导致的大便。它可见于十二指肠溃疡、胃溃疡、胃窦炎、胃黏膜脱垂、肝硬化导致的食管胃底静脉曲张破裂出血等，但是，食过多的肉类、动物血、动物肝脏、菠菜，口服铁剂、铋剂、活性炭等，粪便也可呈黑色，应加以区别。

（7）绿色便：成人患有消化不良、肠道功能失调等疾病，如绿色大便中混有脓液，则为急性肠炎。此外，如吃了大量蔬菜，或肠内酸性过高，也会使大便呈绿色。婴幼儿大便如呈绿色，多见于婴幼儿消化不良性腹泻，表现为腹泻，粪便呈水样或糊状，多泡沫，有酸臭味。

（8）浅黄色便：由食入牛奶、大黄、脂类等未被分解的粪胆素所致。

（9）深黄色便：多见于溶血性黄疸，常伴有溶血性贫血。可由于先天性红细胞缺陷、亚疾病和某些化学药品或“毒素”中毒引起。

48. 大便性状异常见于哪些疾病?

（1）黏液便：正常粪便中肉眼看不到黏液。如看出黏液混于粪便之中，多见于肠壁受刺激或各类肠炎、痢疾、急性血吸虫病、肠套叠。

（2）脓血便：多见于下消化道疾病，如溃疡性结肠炎、直肠癌、细菌性痢疾、局限性肠炎。脓或血的多少取决于炎

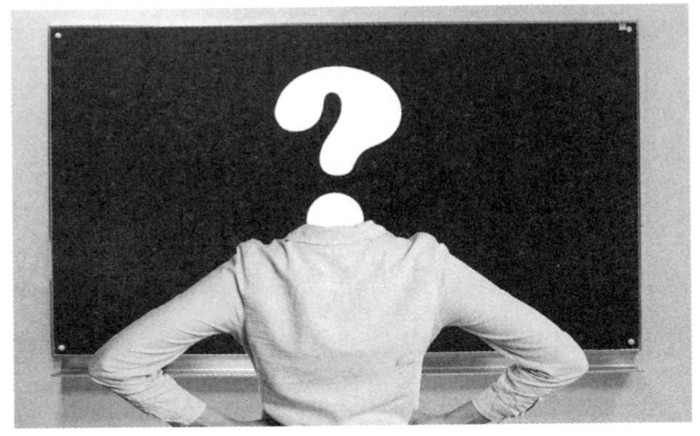

症的严重程度和类型，细菌性痢疾以黏液及脓为主，阿米巴痢疾以血为主，呈暗红色果酱油样。

（3）黏液脓血便：常见于细菌性痢疾、空肠弯曲菌肠炎。

（4）柏油样便：粪便呈现暗褐色或黑色，质软而有光泽如柏油即沥青油。上消化道包括口腔、食道、胃及十二指肠，出血 50 ～ 75mL 以上可出现柏油样便，如多次出现柏油样便，应及时就诊。某些食物如动物的血，含铁高的食物，口服活性炭、铋、铁剂等，亦可导致黑便。

（5）水样便：多见于食物中毒、婴幼儿腹泻、急性肠炎、急性肠道传染病，因肠蠕动或分泌亢进所致。

（6）糊状便：多见于急性胃肠炎，由于肠蠕动增强或分泌量增多所致。亦可见于其他肠炎，如有膜状物存在，则要考虑假膜性肠炎。此时应及时就医。

（7）白陶土样便：多见于阻塞性黄疸如胆结石、胆管炎症和肿瘤；钡餐造影术后也可呈现淡黄白色粪便，是由于胆汁减少或没有，粪便胆素相应减少所致。

（8）米汤样便：呈白色淘米水样，量较大，见于霍乱或副霍乱，有很强的传染性，应及时隔离和治疗。

（9）胶冻状便：过敏性结肠炎患者时常于腹部绞痛之后，排出黏冻状、膜状或纽带状物，见于慢性细菌性痢疾；如在坚硬的粪便表面附有少量黏冻，则是痉挛性便秘的特点。

（10）球形硬便：常见于习惯性便秘者，或排便无力的老人。

（11）细条状便：经常排细条或扁片状粪便提示有直肠狭窄，多见于直肠癌。

（12）泡沫样便：偏食淀粉或糖类食物过多时，可使肠腔中食物增加发酵，产生的大便呈深棕色的水样便，并带有泡沫。

（13）蛋花汤样便：病毒性肠炎和致病性大肠杆菌性肠炎的患儿常出现蛋花汤样大便。

（14）豆腐渣样便：则常见于霉菌引起的肠炎。

（15）果酱样便：暗红色果酱样大便见于肠套叠；暗红色果酱样脓血便则见于阿米巴痢疾。

（16）洗肉水样便：有特殊的腥臭味，见于急性出血性坏死性肠炎。

49. 如何判断是良性肿瘤还是恶性肿瘤?

良性肿瘤与恶性肿瘤之间没有严格的界限，浸润和转移是恶性肿瘤的最主要的特征，区别如下。

（1）生长方式与外形：良性肿瘤生长缓慢，多为膨胀性生长，有纤维素性包膜，表面光滑整齐，能推动。恶性肿瘤多为浸润性生长，常无包膜，表面不整齐，凹凸不平，没有蒂，有时有烂面，大小不一，与周围组织无明显界线。

（2）组织结构与痛感：良性肿瘤无痛感，细胞分化良好，与起源组织相似，细胞形态、大小较一致，核分裂较少见。恶性肿瘤疼痛剧烈，细胞分化不好，与起源成熟组织不相似，细胞大小及形态不规则，有核分裂现象。

（3）转移与复发：良性肿瘤不发生转移，手术后不易复发。恶性肿瘤有转移性，手术不彻底会引起复发。

（4）血管分布与出血性：良性肿瘤血管壁完整，分布较少，不易出血，很少溃烂。恶性肿瘤血管壁不完整，分布较广，常常出血，容易溃烂。

（5）质地和大小：良性肿瘤一般可长得很大，有的质地硬，有的质地软，但整个肿瘤是均匀一致的，压之有弹性，解除压迫可恢复原形。恶性肿瘤质地不均匀，有的部位硬，有的部位软，压之留有指压痕，一般不会长得很大。

（6）对全身的影响：良性肿瘤一般无明显影响，但对附近组织产生机械性压迫。

50. 什么是癌前病变？

所谓癌前病变，是指从正常组织到发生癌变的中间阶段。

也就是说，癌前病变比较容易或有可能演变成癌，并非所有癌前病变都会变成恶性肿瘤。常见的癌前病变有黏膜白斑、结肠多发性息肉病、慢性胃溃疡和萎缩性胃炎、皮肤慢性溃疡、子宫内膜上皮非典型增生等。

51. 什么是原位癌？

原位癌一般指黏膜上皮层内或皮肤表皮内的非典型增生（重度）累及上皮的全层，但尚未突破基底膜而向下浸润生长者。例如子宫颈、食管及皮肤的原位癌。

52. 结直肠肿瘤的前期病变包括哪些？

肛瘘、肛乳头瘤、息肉、息肉病、绒毛状腺瘤、各种溃疡、慢性肠炎、尖锐湿疣、血吸虫性直肠炎、肛门白斑、肛门溃疡、化脓性汗腺炎、慢性炎症、畸胎瘤、交界痣等。

53. 结直肠恶性肿瘤包括哪些？

结直肠恶性肿瘤主要包括结肠癌 、直肠癌和肛门癌。其中结肠癌包括盲肠癌、升结肠癌、横结肠癌、降结肠癌、乙状结肠癌。肛门癌又包括肛管癌和肛门周围癌。另外，还有恶性黑色素瘤、大肠类癌、基底细胞癌、湿疹样癌、表皮原位癌、汗腺癌、纤维肉瘤、淋巴肉瘤、横纹肌肉瘤等。

54. 结直肠癌是一种什么病?

结直肠癌是指结直肠黏膜上皮在环境或遗传等多种致癌因素作用下发生的恶性病变，预后不良，死亡率较高，是我国常见的恶性肿瘤之一。结肠癌、直肠癌和肛管癌临床统称为大肠癌。手术切除后的 5 年生存率平均可达 40% ～ 60%，早期发现、早期诊断、早期治疗以及开展规范化的手术治疗仍是提高结直肠癌疗效的关键。

55. 结肠癌是一种什么病?

结肠癌是发生于结肠部位的常见的消化道恶性肿瘤，占胃肠道肿瘤的第 3 位。好发部位为直肠及直肠与乙状结肠交界处，占 65%，发病多在 40 岁以后，男女之比为（2 ～ 3）∶ 1。随着人民生活水平的提高、饮食结构的改变，其发病率呈逐年上升趋势。

56. 直肠癌是一种什么病?

直肠癌是乙状结肠直肠交界处至齿状线之间的癌，是消化道常见的恶性肿瘤。直肠癌早期无明显症状，或仅有少量便血，常不引起患者的重视，待癌肿破溃形成溃疡或感染时才出现症状。

57. 肠息肉是一种什么病?

肠息肉实际上就是肠黏膜表面上的一个隆起性的病变，通俗地说，是长在肠管内的一个肉疙瘩。息肉刚开始很小，可能不会引起患者痛苦的症状，随着病情的发展，表现为便血、腹泻和黏液便等症状。因为结肠息肉与结肠癌发病关系非常密切，所以临床医生应对肠息肉高度重视。

58. 哪种肠息肉最容易癌变?

在肠息肉中，有两种息肉应特别重视。一是腺瘤性息肉，包括管状、绒毛状及管状绒毛状腺瘤。此种息肉发生癌变的概率很大，特别是绒毛状腺瘤，如果不治疗，10% ～ 60% 会癌变。二是家族性息肉病，是一种常染色体显性遗传疾病，属癌前病变，恶变率为 100%。

59. 息肉和息肉病是一回事吗?

息肉和息肉病不是一回事，二者不能混为一谈。前者大多数是指单发或多发的腺瘤性息肉，即使多发，数量也不超过 3 枚，大多可发生在直肠或乙状结肠，相对来说，恶变的机会也较少。而息肉病则完全不一样，息肉之多无法计数，至少超过 100 枚以上，可以说，基本上均要恶变（有人报告恶变率为 60%）。而且家族性息肉病和遗传有关，其息肉可遍及全大肠，有时有成串的息肉可沿着直肠黏膜从肛门脱出。息肉病还表现为综合征的特征。息肉可以单个摘除，而息肉病则必须做肠切除，靠一个一个割是割不完的。

60. 如何判断肠息肉是良性还是恶性?

正确区分息肉的性质，是选择治疗方案、判断预后好坏的重要保证。

（1）活动性：坚实牢固、无蒂的息肉易恶变；而带蒂的、具有活动性的息肉恶变率相对较低。

（2）溃疡：息肉在一般情况下无溃疡，当恶变时，即可形成溃疡，特别是带蒂的息肉一般不会引起溃疡，一旦发生溃疡，则表明其有恶性改变。

（3）脆性：在检查时，以窥器或器械触及时极易出血者，多为恶性息肉。反之则为良性。

（4）大小：息肉增大或息肉较大的易恶变，息肉无明显增大的，则较少恶变。

（5）基底：息肉基底大，头小者极易恶变。

（6）外形：有分叶的息肉易恶变，光滑圆润的则少恶变。

（7）类型：有蒂的多是管状腺瘤，癌变率相对较低。

61. 大便正常的人会得结直肠癌吗?

会。第一，正常人排便大概每天一至两次，或者两天一次，大便的形状是比较好的。假如说出现了问题，排便习惯就会改变。就是说本来大便每天一次，最近不知道什么原因每天三四次，或者说腹泻和便秘交替出现。第二个是大便的形状发生改变，本来大便是软的、成形的，最近大便像水一样的，而且里边有血一样的东西，或者像脓一样的东西，或有沟痕。这个情况就提醒肠道里面可能出现问题了，需到医院行肠镜检查，是否患有结直肠癌之可能。

62. 便血就一定是得了结直肠癌吗?

便血是一种很常见的消化道疾病的症状，有的人不以为然。殊不知，便血可能是结直肠癌的一种信号。尤其是上了年纪的人，千万不能对便血掉以轻心。但并不是大便带血就一定患上了结直肠癌。便血常见于许多消化道疾病，如痔疮、肛裂、肠息肉、溃疡性结肠炎、结直肠癌等。痔疮便血是鲜红色的，结直肠癌便血早期与痔疮相似，中晚期为脓血便，常伴有大便习惯改变者，要做进一步检查，以排除是否由结直肠癌引起。

63. 为什么说贫血是结肠癌的首发症状?

结肠癌本身生长需要大量的营养物质，从而造成的对营养物质掠夺性消耗，犹如“寄生”在体内的寄生虫毫不客气地汲取我们的营养，使造血原料消耗过多而导致贫血的发生。另外，结肠癌表面黏膜发生糜烂、溃疡出血引起的长期慢性失血，是导致贫血发生的主要原因。当长期慢性失血超过机体造血的代偿功能时，患者即可出现贫血。一般来说，病期越晚，出现贫血的频率越高，贫血程度越严重，尤其是右侧结肠癌常以贫血为首发症状。但贫血并非一定属于晚期表现，故临床医师绝不能因为单纯贫血而放弃积极的手术治疗。

64. 大便带脓血就是结直肠癌吗?

不一定。除结直肠癌外，大便带脓血的疾病还有很多，如溃疡性结肠炎、细菌性痢疾、阿米巴痢疾、肠结核、血吸虫病、放射性肠炎等都可以出现大便带黏液或脓血等症状。因此，发现脓血便后，应到正规医院消化专科进行相应的检查，明确诊断。

65. 腹泻、腹痛就是结直肠癌吗?

不一定。腹泻是结直肠癌的主要症状，此外，还有持续或反复发作腹痛、黏液脓血便、里急后重，伴有（或不伴）不同程度的全身症状，如消瘦、乏力、发热、贫血等。此外，结肠炎、细菌性痢疾、阿米巴痢疾、慢性血吸虫病、肠结核等感染性肠炎及克罗恩病、缺血性肠炎、放射性肠炎等也有不同程度的腹泻，应加以区别，以防误诊。

66. 无意中摸到腹部硬块是结直肠癌吗?

如果自己触摸到腹部有硬块，特别是右侧腹部摸到形状不规则、质地较硬、表面呈结节状的硬块，应该高度警惕。因为结直肠癌癌肿浸润生长可能会在腹部摸到硬块，这时应及时到医院专科就诊，行进一步的检查以明确是否存在结直肠癌。注意其应与干硬的粪块引起的硬块相区别。

67. 结直肠癌会遗传吗?

研究表明，结直肠癌与遗传因素密切相关。人们发现在一些人群及家庭中，存在着所谓的癌家庭或结直肠癌的家族聚集性。结直肠癌的家族聚集倾向可能与遗传因素和环境因素有关，用单一的遗传因素或者环境因素都不能圆满地解释大肠癌在家族中的聚焦倾向。但对在一级亲属中有结直肠癌的人群，定期进行肠道疾病相关检查是必要和稳妥的。家中如有大肠癌患者，其直系亲属应注意观察有无排便习惯和排便性状的改变，如是否出现便秘、便次增多、脓血便以及腹痛、腹胀或肠梗阻等表现。如出现以上症状，应到医院进行检查，以尽早发现可疑癌变。

68. 结直肠癌会传染吗?

研究表明，结直肠癌没有传染性。到目前为止，虽然癌症的根本原因还未完全弄清楚，但经过许多学者的研究和实验观察，认为结直肠癌细胞没有传染性，也就是说结直肠癌不会传染，不是一种传染病。肿瘤医院的许多医护人员，都未患结直肠癌。因此，患者家属不必担心结直肠癌会传染给自己。

69. 痔疮会变成癌症吗?

不会。因为便血作为癌症的警告信号已众所周知，所以不少痔疮便血患者，担心自己会不会恶变成直肠癌。这种思想顾虑是可以理解的，但却缺乏科学根据。国内外都没有报道过痔疮变癌的案例，而且在结直肠癌的病因中也没有把痔疮包括在内。一般来讲，痔疮不会癌变，但痔疮可以掩盖直肠癌。但是，对于45岁以上的中年人，如果出现大量便血，在检查后又不能用痔疮来解释这个情

况，必须警惕肛门直肠癌的可能性。总之，凡便血患者，特别是有排便习惯改变、排便进行性困难者，一定要抓紧就医，不能疏忽，特别是直肠指诊，以免肿瘤漏诊、误诊，延误治疗时机。

70. 肛裂会变成癌症吗?

肛裂是由肛门周围皮肤软组织裂伤引起的，伴有疼痛，以出血为症状的一种疾病。正常情况下，肛裂是不会癌变的，如果没有其他的症状，伴有肛乳头瘤，反复刺激、瘤体特别大的话，可能会有癌变的可能。如果肛裂伴有皮下瘘管，反复炎症刺激增生，最后迁延不愈，可能会有癌变的可能。所以说应当积极处理原发病。

71. 长期便秘容易诱发结直肠癌吗?

美国科学家对 424 名结肠癌患者和 414 名非结肠癌患者进行了研究。结果发现，有便秘者的结肠癌发病率是正常人的 4 倍多。他们认为，经常性便秘可能是中老年人患结肠癌的主要因素。原因是由于便秘使排泄物在结肠内停留的时间长，结肠过多地吸收排泄物中的致癌物质。因此，防止便秘既可以减少脑出血等急症的发生，也可预防结肠癌。

72. 肛周脓肿会癌变吗?

肛周脓肿是不会癌变的，经手术治疗后完全可以治愈。但是，如果肛周脓肿没有得到及时有效的治疗，形成肛瘘，长期不治是可以癌变的。

73. 肛瘘长期不治会癌变吗?

经长期临床观察，绝大多数肛瘘不会癌变，但极少数肛瘘如果长期不治可以发生癌变。1934 年 Rosser 首次报道肛瘘癌变；1985 年高野正博报道 19 例高位复杂性肛瘘中，癌变者 2 例。肛瘘癌变在临床上是十分少见的，可以说慢性肛瘘癌变的概率是很低的。有一种统计认为肛瘘发生癌变的概率是 0.1%，所以患者们大可不必过分紧张。一般而言，大多数肛瘘均恶变为黏液腺癌，少数可见腺癌、胶样腺癌、鳞癌等。硬结形成、黏液分泌增多以及疼痛加剧常常为癌变的先兆。尽管肛瘘的癌变率较低，但其危害极大。对于病史在 10 年以上的肛瘘患者，对癌变这一点应引起高度重视。

74. 大肠息肉不治疗会癌变吗?

大肠癌的发病因素多而复杂，大肠腺瘤和多发性腺瘤与大肠癌的发病极为密切，是大肠癌最重要的癌前病变。家族性多发性息肉如不适时治疗，最终将 100% 发生癌变。因此如果肠道不适或结肠炎反复发作应及时做肠镜检查，明确诊断，防止误诊或漏诊，延误病情。

75. 如何判断是痔疮还是直肠癌?

痔疮和直肠癌二者虽是不同性质的疾病，但又可以同时存在。前者是一种最常见的肛肠良性疾病，后者是一种严重危害人体健康的常见恶性肿瘤。据调查，目前我国直肠癌发病率呈上升趋势，其中有一部分人因同时患有痔疮而延误了直肠癌的诊治。

痔疮和直肠癌的早期便血症状极为相似，必须仔细分辨。痔疮便血特点是无痛性便血。早期多为大便带血、色鲜红、量较少，继而出现便后滴血，重者为喷射状出血，色鲜红，量较大，可染红马桶或便池。而直肠癌便血特点为间歇性便血，多伴有大便习惯改变。早期仅有少量血液附于粪便表面，呈鲜红色或暗红色，出血量多少不定，且不一定每次大便时都便血，因而多不引起重视，往往误为内痔、肛裂等疾病而不来就医。但是，直肠癌不断生长，因此症状会逐渐加重，除便血外，患者大便时会有白色或黄色的黏液物排出，与血液相混，即形成所谓“脓血便”，患者的大便习惯会发生明显变化，患者在患病之前大便正常并很有规律，发病后排便失去规律，如排便次数、时间、数量等均会发生改变，或长期腹泻，或便秘与腹泻交替出现，排便后总有一种大便未解干净的下坠感（又称为“里急后重”）。到了疾病的晚期，患者会有腹痛、消瘦、无力，排便时会出现便条变细或有沟痕，会阴部或骶尾部疼痛，肿瘤破溃会造成直肠大量出血，患者每日可频繁地排出血便，有时一次可排出200mL以上。由于排便次数增多，可使患者日夜难眠，不思饮食，患者情况很差，有时呈现恶病质状态。

应当强调，凡大便带血伴有大便规律改变者，特别是男性45岁、女性40岁以上者，都应高度警惕直肠癌的可能，一定要进行肠癌筛查，排除肠道恶性肿瘤。

76. 如何判断是肛裂还是直肠癌?

肛裂和直肠癌二者是性质不同的两种疾病。肛裂为良性疾病，直肠癌是恶性疾病。二者早期均可表现为大便带血。肛裂出血一般呈鲜红色，直肠癌出血大多呈暗红色。肛裂大便出血是因排便时擦伤患处，血液多数是随着大便排出后滴下来，因此与粪便不相混合，更没有黏液存在；而直肠癌患者的大便则常混有血液、黏液或脓血，而且大便的习惯会明显改变，大便形状改变、便频、大便次数增多、里急后重、大便变形变细，还伴有里急后重的感觉及晚期发生转移的表现。直肠肿瘤的血一般是暗红或者与大便混合一起。肛裂多数有便时或便后剧烈的疼痛，呈“刀割样”或“撕裂样”。直肠癌本身不会引起明显的疼痛，当病情发展到中晚期会出现疼痛。

通过直肠指诊，用手指伸入肛门内检查是一种最有效的方法。因为大部分的肛裂、痔疮和直肠癌都是发生于手指可以触及的部位。如果用手指由肛门伸入触之，感到内部有一些凸起的小粒则为痔疮，感到有裂痕者则为肛裂；如果感到肠内有菜花硬块或边缘隆起中央凹陷的溃疡，并发现肠腔狭窄得仅能容纳一个手指，检查后，指套上沾有血液、脓液和黏液者，则极可能患上了直肠癌，应该快速就诊，以免错失治疗的大好良机。最后，肠镜检查是诊断肿瘤的金标准，可明确病变性质。

77. 溃疡性结肠炎会癌变吗?

目前，已公认溃疡性结肠炎并发结肠癌的概率要比同年龄和性别组的一般人群明显为高，一般认为癌变趋势和病程长短有关。溃疡性结肠炎可恶变成结肠癌，一般溃疡性结肠炎恶变的可能性为 3% ～ 5%。在患溃疡性结肠炎 10 年以后，癌变的危险将呈倍数增加。如果怀疑罹患溃疡性结肠炎，一定要做结肠镜检查，以明确诊断。

78. 克罗恩病会癌变吗?

克罗恩病是一种消化道节段性炎症，直肠也可以患病。有人统计，克罗恩病有 3% ～ 5% 的恶变率，所以克罗恩病患者应该积极治疗。

79. “饿死肿瘤”这种说法对吗?

有人让患者饥饿，想把肿瘤细胞“饿死”。这些都是没有科学依据的。相反，许多事实都说明营养不良对患者的治疗和康复极为不利，因为肿瘤患者必须重视食物营养。

80. 结直肠癌是“不治之症”吗?

一些结直肠癌通过合理治疗可以得到根除，患者可以获得终身治愈或长期生存。早期结直肠癌治疗后 5 年生存率达 90% 以上。近年来国内外的肿瘤防治研究工作也有了很大的发展，可以说癌症并不是不治之症。我们相信随着肿瘤研究的不断深入，癌症发病机制的进一步探明，会开发出更有效的治疗方法，人类征服癌症的日子不会太远。

【专家忠告】

警惕结直肠癌的早期信号。结直肠癌早期无症状或者症状不典型，往往与痔疮、肠功能紊乱、消化不良、肠炎、痢疾、结核等疾病相混淆。当出现有诊断价值的症状如便血、腹痛、腹部肿块、恶病质等症状时则已经是肿瘤晚期。若出现下列症状之一者，应当及时到医院就诊。如粪便带鲜血，而又不能用痔疮解释时；持续或反复发作的脓血便，有粪便排不尽的感觉，按痢疾治疗效果不好者；排便习惯改变，排便次数或大便带黏液等性质异常，便秘、腹泻或两者交替，超过三周应格外注意；大便形状改变，变细、变扁或有槽沟；出现贫血，而粪便检查反复多次或持续出现潜血者；持续性下腹部不适、隐痛或腹胀、腹部肿块、体重减轻等。

因此，我们应每年进行健康体检，如果有身体不适或与平时不同的症状时，要及时到医院就医，寻求专业医生的检查、诊断和治疗，尽量做到早期诊断、早期治疗，以免贻误病情。

第二部分

检查——明明白白做检查

1. 结直肠癌的常见检查项目有哪些?

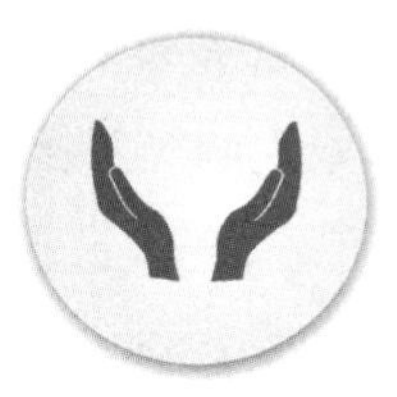

检查项目有直肠指诊、大便潜血试验(FOBT)、X线检查、结肠镜检查、B型超声扫描、CT检查、MRI检查、正电子发射体层显象计算机体层扫描(PET-CT)、免疫学检查等。

(1)直肠指诊:为常规检查项目,少数乙状结肠和直肠上端的癌在直肠指检时可触及肠内肿块,虽然直肠指检不能直接触及结肠肿瘤,但指套上染有血性粪便是结直肠癌的强有力的间接证据。

(2)大便潜血试验:作为一种简便、快速的结直肠肿瘤筛检方法,大便潜血试验可以从健康人群中检出可疑结直肠肿瘤的患者,为进一步精查提供高危人群。

(3)X线检查:X线结直肠钡餐造影过去是诊断结肠癌的主要手段,随着纤维结肠镜的出现,其在结肠癌的诊断地位退居其后,但仍是诊断的有效手段之一。

(4)结肠镜检查:是诊断结肠癌最主要而有效的手段,因为它能直接看到病变,了解大小、范围、形态、单发或多发,有无其他伴随病变,还可通过活组织检查明确病变的性质。

（5）B 型超声扫描、CT 检查、MRI 检查：对结直肠癌的检出、定位、分期、并发症的诊断、肿瘤复发转移和疗效评估有重要的临床意义，可为治疗方案的选择提供重要的依据，但对大肠黏膜微小病变的诊断准确性不如结肠镜。

（6）PET-CT 检查：对于肠镜取样失败、结果可疑或难以耐受肠镜检查者，肿瘤蛋白指纹图谱分析技术结合 PET-CT 是一种很好的选择。

（7）血清肿瘤标志物：如癌胚抗原（CEA）、类糖抗原（CA199）等。但 CEA 和 CA199 早前诊断大肠肿瘤的敏感性和特异性较低。

2. 结直肠癌的体格检查包括哪些？

结直肠癌的体格检查主要包括一般状况的评估，全身淋巴结的情况（腹股沟和锁骨上淋巴结），腹部视诊和触诊检查有无肠型、肠蠕动波及腹部包块，腹部叩诊和听诊检查有无移动性浊音和肠鸣音，直肠指检可了解直肠肿瘤大小、大体形状、质地、范围、基底部活动度、肠外浸润情况、与周围脏器的关系及是否有指套染血等。

3. 结直肠癌的实验室检查包括哪些?

结直肠癌的实验室检查如下。①血常规检查可了解有无贫血；②尿常规检查观察有无血尿，需结合泌尿系影像学检查了解肿瘤有无侵犯泌尿系统；③便常规检查有无红细胞、白细胞；④粪便潜血试验针对消化道少量出血的诊断有重要价值；⑤生化、电解质及肝肾功能检查；⑥癌胚抗原、甲胎蛋白及类糖抗原（CA199）等检测。

4. 结直肠癌内镜检查有几种?

内镜检查不仅可以进行活组织检查，还可以了解结直肠的内部状况，以及有无多发肿瘤、复发等。内镜检查包括肛门镜、直肠镜、乙状结肠镜和纤维结肠镜、胶囊内镜、超声内镜检查。门诊常规检查时可用肛门镜或直肠镜或乙状结肠镜，操作方便，不需肠道准备。纤维结肠镜检查前一天必须充分肠道准备。此项检查不仅可行活组织检查，还可以了解全部结直肠，以明确是否有多发肿瘤，因为结、直肠癌有5%～10% 为多发癌。

5. 结直肠癌的影像学检查包括哪些?

结直肠癌的影像学检查包括：① X 线检查，推荐气钡双重 X 线造影作为筛查及针对结直肠癌的检查方法；②超声检查，直肠腔内超声用于早期直肠癌的分期诊断；③ CT 检查，推荐行胸部、全腹、盆腔 CT 增强扫描检查；④ MRI 可作为直肠癌常规检查项目；⑤ PET–CT 对于病情复杂、常规检查无法明确诊断的患者，可作为有效的辅助检查方法。

6. 直肠指诊的指征有哪些?

（1）大小便习惯改变，有类似于肠炎、痔瘘症状，排便、排尿困难及其他肛管、直肠刺激症状者。

（2）便血或下消化道出血者，包括大便潜血试验阳性者。

（3）疑有肠梗阻、肠套叠、肠穿孔者。

（4）有泌尿系统症状或生殖系统症状者。

（5）急性起病、高热、昏迷、抽搐原因不明者。

（6）有腹部肿块、腹水者。

（7）有消化道肿瘤病史或已确诊的消化道肿瘤患者。

必须强调：对有便血、黏液血便、大便便稀与便秘交替出现者及出现里急后重等排便习惯异常者，均应行常规的直肠指诊。

7. 直肠指诊的体位及注意事项有哪些？

直肠指诊一般采用膝胸位或截石位，亦可采用侧卧位。在这些体位检查中，一般可触及距肛缘 8cm 左右的直肠情况。必要时可采取蹲位，此时能触及距肛缘 10 ～ 12cm 的直肠情况。

直肠指诊时指套涂以润滑剂，用示指前端轻轻按摩肛门，使肛门括约肌放松。在嘱患者放松肛门、做深呼吸的同时，使手指轻轻压入肛门，注意肛门有无狭窄、僵硬、畸形等。切忌粗暴地将手指进入肛门，引起患者不适及肛门括约肌收缩，影响检查的准确性。根据检查的具体要求，必要时做双合诊检查。指套退出后，观察指套有无血迹或黏液，若有血迹或黏液而未能触及肿块，应该行结肠镜检查。

8. 直肠指诊有哪些优点？

直肠指检是最简便易行的检查手段，检查前不需要特殊准备，也不需要什么设备，有一间屋子一张床就可以。只依靠医生的食指在肛门直肠内触摸，就能为医生提供很多信息。该检查没有什么痛苦。由于约 70% 的直肠癌生长在距肛门 8cm 长的直肠范围内，经指检都能触及并基本确诊，所以肛门指检非常重要，不能忽略和偏废。肛门指检的局限性也很明显，从肛门向里 8cm 以上肠道的肿瘤无法触及，需要做其他的检查来确诊。

9. 为什么说直肠指诊是诊断直肠癌最简便的方法?

直肠指诊是诊断直肠癌最重要的方法，简便易行、安全可靠。约 80% 的直肠癌在直肠指诊时可触及，约 80% 的直肠癌误诊是因为未做直肠指诊。这两个 80% 是值得重视的数字。医生都能做指诊，但要达到高水平、高质量却非易事。指诊前要详细询问病史和症状，做到心中有数，有目的、有重点地去检查。临床上凡是有大便习惯改变、血便、黏液血便、大便变形等症状者均应进行直肠指诊，以明确是否有肿瘤、肿瘤的部位、距肛门距离、大小、侵犯范围、活动性、与周围器官的关系等。

10. 结直肠癌“3P”检查是什么检查?

有人把直肠指诊（palpation）、直肠镜检查（proctoscopy）、活检（punchbiopsy），取其3个字头“P”称为“3P”检查。凡不明的便血、腹泻及体重减轻者，均应做“3P”检查。

11. 什么情况下需要做纤维结肠镜检查?

原因不明的下消化道出血、原因不明的慢性腹泻、腹部肿块不能排除来自结肠者、钡餐灌肠发现不能明确病变者、有不明原因的结肠症状者，需要做纤维结肠镜检查，明确病情。

12. 哪些人应该做纤维结肠镜检查?

纤维结肠镜检查的适应证：①大便习惯改变及原因不明的下消化道显性及非显性出血；②不能排除与肛肠疾患有关的腹部肿块；③不明原因的中下腹疼痛；④钡剂灌肠检查发现病灶须进一步确定性质及范围，以及疑有结肠病变者而X线等检查阴性者；⑤结直肠癌手术前常规检查（主要为排除多源性肿瘤等）；⑥结肠手术术中病灶不易触动以及术前结肠镜检查未成功者；⑦结肠癌术后随诊；⑧内镜下治疗。

13. 哪些人不宜做纤维结肠镜检查？

如有肠穿孔、腹膜炎、巨结肠、急性憩室炎、严重心肺功能损害或衰竭、急性心肌梗死、严重心律失常、妊娠或无法配合者，不建议做纤维结肠镜检查；高热、腹痛、低血压患者可延期检查。

14. 纤维结肠镜检查前需做什么准备？

纤维结肠镜检查前需做肠道准备。肠道准备包括肠道清洁、饮食控制两个方面。肠道清洁可口服硫酸镁、甘露醇、舒泰清或今辰清，可以达到清洁肠道的目的。有效的肠道清洁是保证结肠镜检查成功、准确取得活检组织标本的关键。术前 3 天进食无渣饮食，前 1 天禁食，给予补液。如检查前肠道准备不充分，会导致出血、穿孔等严重的并发症。

15. 纤维结肠镜检查需做哪些肠道准备?

肠道准备是肠镜检查不可忽视的环节，准备是否充分直接关系到肠镜检查是否成功。目前常用的方法有如下几种。①口服硫酸镁（立美舒）：检查当日晨 4:30 分服硫酸镁粉一包（50g）加温开水 200mL，再喝开水 1500mL（约一热水瓶），腹泻数次后便出清水样便即可。②口服甘露醇：检查当日需要禁食，检查前 8 小时左右口服 20%甘露醇 250mL，半小时后开始口服温开水，2 小时内服完 2500mL 水。此后会产生腹泻，从而达到肠道清洁的作用。③口服舒泰清、今辰清乙二醇电解质溶液：作用相对温和，很少引起机体脱水和电解质丢失，可达到清洁肠道的目的。

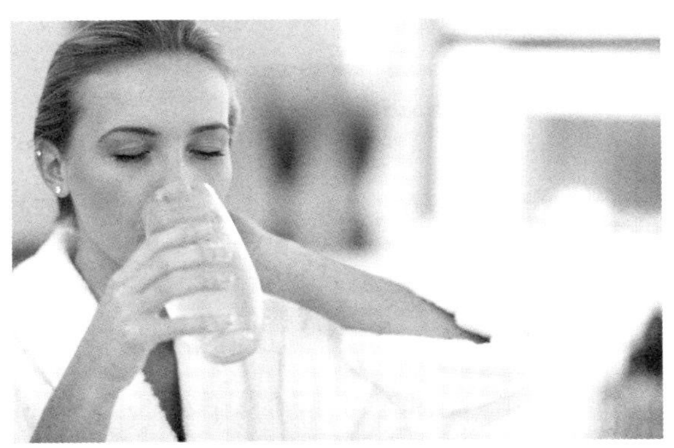

16. 硫酸镁法肠道准备有何优缺点?

硫酸镁法：硫酸镁又名立美舒，是一种传统的肠道准备清洁剂。本品的主要成分为硫酸镁，药理作用为口服后在肠道内形成高渗状态，水分滞留肠腔，食糜容积增大，刺激肠道蠕动，促进排便。因其饮水量少，可随时增加饮水量，患者依从性好，价格便宜，临床应用较多。检查当日晨 4:30 分服硫酸镁粉一包（50g）加温开水 200mL，再喝开水 1500mL（约一热水瓶），腹泻数次后便出清水样便即可。优点是价格低，饮水量少。缺点是有腹痛、呕吐、烦渴等，重症者会有心率减慢，血压下降。肠道出血及对本药过敏者禁用，严重心血管疾病、呼吸系统疾病和严重肾功能不全患者慎用。

17. 今辰清法肠道准备有何优缺点?

磷酸钠盐口服溶液又名今辰清。本品为复方制剂，组分为磷酸二氢钠和磷酸氢二钠，用于患者结肠 X 线及肠镜检查前或手术前清理肠道。本品用于肠道准备时服药一般分两次，每次服药 45mL。第一次服药时间在操作或检查前一天晚上 7 点，用法采用稀释方案，用 750mL 以上温开水稀释后服用。

第二次服药时间在操作或检查当天早晨 7 点（或在操作或检查前至少 3 个小时），或遵医嘱，用法同第一次。为获得良好肠道准备效果，建议患者在可承受范围内多饮水。

18. 舒泰清法肠道准备有何优缺点?

舒泰清又名复方聚乙二醇电解质散。本品由 A、B 两剂组成。A 剂：聚乙二醇 4000 13.125g；B 剂：碳酸氢钠 0.1785g，氯化钠 0.3507g，氯化钾 0.0466g。取本品 A、B 两剂各一包，同溶于 125mL 温水中成溶液。每次 250mL，每隔 10 ～ 15 分钟服用一次，直到排出水样清便。一般口服 2500 ～ 3000mL。由于处方中含有等渗的电解质，不会引起水、电解质失衡，故为肠镜及其他检查前的肠道清洁准备首选方法。优点是肠黏膜无炎症反应，安全，不易脱水。缺点是饮水量多，有些患者不能按量饮用而致肠道清洁不理想。

19. 结直肠癌检查需要空腹吗?

做检查之前需要注意是否要空腹。结直肠癌临床需要多种检查，如实验室检查、影像学检查、纤维肠镜检查等。其中涉及生物化学检测项目，如肝肾功能、血脂、血糖，需要空腹抽血检查；血液、尿液等基础检查项目需空腹抽血，晨尿留取中段尿检测；免疫检查项目中，甲状腺功能相关检查需空腹抽血。

20. 什么情况下必须进一步做结肠镜检查?

对手套上染有血液而直肠指诊未触及肿块，或指诊未发现异常但大便潜血试验阳性，或直肠指诊阴性而无法解释临床症状者，均必须进一步做结肠镜检查。

21. 结直肠癌在内镜下有什么表现?

在内镜下所见的结直肠癌其形态大致分以下几种，也就是常说的镜检分型。

（1）溃疡型：最为常见，好发于左侧结肠和直肠。四周隆起，中间凹陷，尤如火山口，在溃疡面上可见败血和污秽的分泌物。

（2）增生型：多呈菜花样增生，肿物突入大肠腔内，表面不光滑，质脆，触之出血，血色发暗，可见到肿物上有糜烂面和坏死。

（3）浸润型：此型好发于左侧结肠，尤其是在直肠与乙状结肠的交界处和直肠。肿瘤组织沿肠壁浸润生长，而且有广泛的结缔组织增生，镜下见病变部位狭窄，甚至呈环状狭窄，肠壁变硬，失去柔软度和弹性，极易引起肠梗阻。

（4）肿块型：好发于右侧结肠和回盲部。肿块呈球形或半球形向肠腔内生长，表面有溃疡，易出血。该型浸润性小，转移亦少，一般预后好。

22. 做完肠镜后要注意些什么事项?

①取活检或息肉电切除术后请患者绝对卧床休息，三天内勿剧烈运动，不做钡灌肠检查。息肉电切除术后，一般禁食 2 天，给予静脉输液。②初期因空气积聚于大肠内，患者可能感到腹胀不适，但数小时后会渐渐消失。③如无特殊，可取普食或根据医嘱进食。④若出现持续性腹痛，或大便带出血量多情况，患者应及时告诉医生，以免出现意外。

23. 纤维结肠镜检查有风险吗?

纤维结肠镜检查一般是安全的，偶然也会出现出血、肠穿孔或损伤、疾病漏诊等，但毕竟是极少数，只要掌握好检查适应证，操作时细致温柔，上述情况是完全能避免的。所以检查前需做好肠道准备，可以有效避免其风险的出现。

24. 为什么诊断结直肠癌肠镜检查最重要?

结直肠癌肠镜检查包括纤维结肠镜和超声内镜。其目的是查看肠道内病变，并且能切取部分病变组织做病理学检查，可明确病变性质，对结直肠癌早期发现和确诊病情有无可替代的作用，比 CT 检查、造影检查有更重要的临床作用。

25. 做肠镜检查痛苦吗？有无痛肠镜吗?

操作熟练的专家一般不会使患者感到疼痛。若患者敏感性过高、注入气体过多、操作水平不熟练时，患者会感到疼痛。能否较好地完成肠镜检查，取决于受检者的身体状况、心理耐受力以及内镜医生的肠镜操作技术水平。因此，患者就诊时最好找熟练的专家检查，特别敏感的患者可以预约做无痛肠镜检查。

26. 什么是无痛肠镜？检查有风险吗?

无痛肠镜是通过麻醉技术，使人在睡眠状态下行肠镜检查，对做的人来说就是睡了一觉，没感觉的。有麻醉必然是有风险的，不过现在无痛肠镜检查已经普遍开展，麻醉医生对麻醉药药效、剂量掌握都比较有经验，加之现在各种医疗设备的应用，无痛结肠镜一般不会有大问题的。对不适合做无痛的人群，医生在做肠镜前也都会先评估好。

27. 内镜检查有哪些优缺点？

内镜有直肠镜、乙状结肠镜和纤维结肠镜三种。不管是哪一种肠镜，都能很直观地对肠道做清晰的观察，理论上的诊断率是 100%。

直肠镜是金属做的，直筒形，长 15cm。做直肠镜检查不需要肠道准备，基本无痛苦，操作简便，费用低廉，很适于直肠癌的普查；缺点就是仅局限于对直肠的检查。

乙状结肠镜也是直筒形，长 25 ～ 30cm。由于大部分肠癌都发生在距肛门 30cm 以内的肠段，所以做乙状镜检查的优势是明显的，即费用低、痛苦小，但无法检查降结肠以上部位的肿瘤。

光导纤维结肠镜可以对全部大肠进行直观的肉眼检查，此项检查不仅可行活组织检查，还可以了解全部结直肠，以明确是否有多发肿瘤，因为结、直肠癌有 5% ～ 10% 为多发癌。缺点是前期准备麻烦、费用高、痛苦大，有 1/3 的患者因耐受性差导致半途而废，而且有严重心血管病患者不能做此项检查。

28. 诊断直肠癌，硬管乙状结肠镜和纤维乙状结肠镜哪一种检查更可靠？

诊断直肠癌，用硬管乙状结肠镜检查已经足够，但如条件许可，纤维乙状结肠镜检查可能更为可靠，使肿瘤漏诊的概率大大降低。无论直肠指诊是否发现病变，对有直肠出血或排便习惯改变症状的患者，原则上都应做内镜检查以确定病变性质和部位。

29. 什么是胶囊内镜？

胶囊内镜是一项新型的技术，采用微小型的摄像机，随着微型摄像机的吞入，可捕捉到胃肠道黏膜的影像，通过高频发射并接收，下载到电脑进行成像和分析，可模拟产生三维图像，镜头也可由外部控制调节焦距，以获得清晰图像。另外，胶囊内部有一个喷药仓和一个取活检仓，均可由外部控制分别打开其阀门，进行对病灶的喷药或伸出微型钛金属针取活检。

30. 胶囊内镜在结直肠疾病的诊治中有什么重要意义？

胶囊内镜自 2004 年进入中国市场以来，提供了一种方便、简单、快捷的胃肠道检查方法。目前，胶囊内镜主要适用于克罗恩病、乳糜泻、小肠息肉病综合征、不明原因消化道出血、缺铁性贫血等。除可对整个胃肠道进行无创检查外，还对后续的诊治起着重大意义，目前已成为广大消化科医生对小肠疾病的筛查手段之一。

然而，目前不建议将结肠胶囊内镜取代常规结肠镜检查，因其无法对结肠进行灌注，抽吸液体，不能清洁结肠黏膜表面，且活动不受控等；此外，为加速胶囊内镜通过结肠，患者需要饮用大量的聚乙二醇，在此过程中产生的导泻会影响到患者的配合程度。而当结肠胶囊内镜发现息肉样病变时，不能即时进行息肉切除，还需要后续使用结肠镜才能切除息肉，增加了诊治的成本。不过，在患者不愿意或病情不适宜进行结肠镜检查时，结肠胶囊内镜是一种合适的结肠检查替代方案。

31. 超声内镜在结直肠癌诊治中有什么重要意义?

由于大肠位置较深，肠腔内存在气体，经体表超声检查时，会受到气体的干扰而难以清晰显示病变。超声内镜可清楚显示大肠黏膜下肿瘤的部位、大小、深度及性质，确定大肠黏膜下肿瘤的起源与性质。另外，由于超声结肠镜可以观察到肠壁周围组织和周围淋巴结的情况，可用于良性和恶性病变的鉴别诊断。此外，超声内镜由于具有对判断病变的浸润深度、有无邻近脏器的浸润以及周围有无肿大淋巴结等准确率较高等优势。

32. 年老体弱者或心脏病患者能做大肠镜检查吗?

大肠镜检查前的肠道准备有可能加重或诱发原有的疾病，因此对于年老体弱者、心脏病或高血压者，在做肠镜检查前，肠道准备和用药均应该谨慎，检查前做心电图检查，尽可能在心电监护下进行，一旦发生意外及时抢救治疗。

33. 小儿能做肠镜检查吗?

当小儿出现腹痛、腹泻、便血等症状时，为了明确诊断，也应做大肠镜检查。目前，国内外学者对小儿大肠镜检查已经开始重视，但远未普及，检查方法也未定型。检查前应根据小儿年龄大小及合作与否而选择术前用药。对不合作的小儿或操作复杂、估计检查时间长者应强调在麻醉下施行。对不行全麻者，需于检查前给予镇静剂。婴幼儿检查前可用开塞露 60 ～ 120mL 灌肠 3 次，年长儿的肠道准备同成年人。对于婴幼儿，最好使用小儿专用细径大肠镜，对于年长儿，如无小儿专用大肠镜，可用各型成人大肠镜。

34. 大便潜血试验的临床意义是什么?

大便潜血试验是用特殊的酶联免疫方法来检测消化道微量出血，临床意义是早期提示消化道肿瘤。约 20% 的消化道肿瘤早期患者大便潜血试验阳性，晚期阳性率可达 90% 以上，对早期诊断、早期治疗有重要的价值。另外，肠道炎症、溃疡、息肉、痢疾、痔疮也会出现大便潜血试验阳性，应注意鉴别。

35. 大便潜血试验有哪些优点和不足?

大便潜血试验是利用氧化还原反应来检查粪便之中的血红蛋白，从而推断肠道是否存在出血的一种检查方法。该方法的优点是价格便宜、方便易做、患者无痛苦、极易接受；不足之处是该试验易受一些食物和药物的干扰，容易出现假阳性和假阴性的检查结果。

36. 什么叫肿瘤标志物?

肿瘤标志物又叫肿瘤标记物，能够提示肿瘤的存在和生长，既可以是恶性肿瘤细胞产生的，也可以是肿瘤细胞刺激人体后，人体产生或者增高的一类物质。肿瘤标记物可以存在于患者的血液、组织细胞或者胸水、腹水等体液中，通过

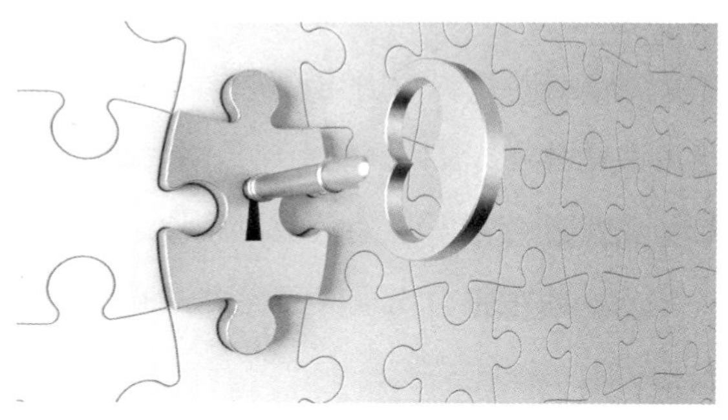

抽血化验、取胸水或者腹水化验等方法可以检测出来。检查发现肿瘤标志物增高，并不意味着一定是得了恶性肿瘤，在一些良性疾病甚至一些正常人中也可以升高。肿瘤标志物的出现和增高，只是提示人有可能得了某种疾病，需要进一步去检查、确认。如果患者已经被确诊为某种恶性肿瘤，监测肿瘤标记物有助于判断治疗效果、预后、是否复发、是否转移。

37. 结直肠癌检查的肿瘤标志物有哪些?

怀疑有恶性肿瘤时，一般会做肿瘤标志物的检查。结直肠癌临床常用的肿瘤标志物有癌胚抗原（CEA）、CA50、CA199、CA242 等。癌胚抗原是临床最常用的结直肠癌标志物，对结直肠癌的预后判断和疗效观察有较大的价值。

38. 肿瘤标志物检查指标升高，一定是癌症吗?

近年来癌症患者人数居高不下，人们对于癌症简直到了谈癌色变的地步，防癌意识也逐渐增强。在各种体检套餐中，大家越来越多接触到癌胚抗原、甲胎蛋白、糖类抗原等肿瘤标志物检查的项目名称。许多人依靠肿瘤标志物检查的结果，来判断自己患癌的风险。不少患者都有一个共同的烦恼，手拿体检报告，当发现肿瘤标志物的指标高出了参考值，就异常慌张，主观地认为自己得了肿瘤。各种肿瘤标志物仅仅只能作为辅助诊断的指标之一，在没有明确病理组织学诊断前，千万不要因为见到某项指标轻度升高就认定自己患了癌症，甚至进行抗肿瘤治疗，以免造成不必要的伤害和损失，而应该提高警惕，进一步检查和观察。体检时发现某项肿瘤标志物升高，如无其他相关的临床特异性表现及肿瘤家族史、易感因素，不能说明有肿瘤的可能，建议在排除影响检查结果的因素后复查，或是做相关的其他检查。

39. 体检中发现肿瘤标志物升高应该如何治疗？

肿瘤标志物又叫肿瘤标记物，因为受各种因素的影响，外周血中肿瘤指标也会出现假阳性。如果我们体检中发现肿瘤指标升高，不用紧张，可以先到专科医生处就诊，医生会根据肿瘤指标的类型对你进行相应的检查。如果检查结果正常，则最好间隔 2 ～ 3 个月再复查一次肿瘤指标。

40. 癌胚抗原是一项什么检查指标？有何意义？

癌胚抗原是临床上早期诊断结肠癌和直肠癌的特异性的肿瘤标志物。据研究发现，癌胚抗原是广谱的肿瘤标志物，不仅对诊断结直肠癌有特异性，在胰腺癌、胃癌、乳腺癌、甲状腺髓样癌、肝癌、肺癌、卵巢癌、泌尿系肿瘤等恶性肿瘤患者的检查中也有升高，对恶性肿瘤的诊断、鉴别诊断、病情监测、判断预后、疗效评估有重要的辅助价值。

41. 体检中癌胚抗原高于正常范围，是否得了肠癌？

癌胚抗原检查也并非完全可信，有时即使存在恶性肿瘤，抗原水平也可能仍为正常，而有时升高也可由其他原因引起。

42. 出现黑便伴乏力是结直肠癌的表现吗？需要做什么检查？

黑便一般考虑与消化道尤其是上消化道出血有关，通常要进行便潜血检查，如果结果阳性，需要进一步做内镜检查，以排除消化道肿瘤。如因饮食、药物等原因引起的黑便，杜绝与这些物品的接触，黑便可缓解或消失，不用做相关的检查。

43. 痔疮便血需要做什么检查?

痔疮、结直肠癌都会有大便带血的症状，临床上常将结直肠癌误诊为痔疮而延误病情，故仅凭临床表现和便潜血试验不能完全确诊，建议有便血、排便习惯和大便性状发生改变、肿瘤标志物有升高者，除直肠指诊和肛门镜检查外，应进一步做纤维结肠镜检查，排除结直肠癌的可能。

44. 结直肠癌需要做影像学检查吗?

结直肠癌需要做影像学检查。其对结直肠癌的检出、定位、分期、并发症的诊断、肿瘤复发转移和疗效评估有重要的临床意义，可为治疗方案的选择提供重要的依据，故结直肠癌患者完善影像学检查是非常必要的。

45. 腔内超声检查对诊断结直肠癌有什么重要意义?

腔内超声检查用腔内探头可检测癌肿浸润肠壁的深度及有无侵犯邻近脏器。内镜超声逐步在临床开展应用，可在术前对直肠癌的局部浸润程度进行评估，对于明确肿瘤浸润深度及与周围脏器关系有十分重要的意义。

46. 直肠癌腔内超声（EUS）准确性高吗？

直肠癌腔内超声（EUS）具有 90% 的诊断正确性，近年来已成为直肠癌诊断中不可缺少的一个检查项目。腔内超声能清楚显示肠壁 5 层结构及周围组织器官，对探查直肠癌浸润肠壁的深度、范围、扩散方向及毗邻脏器受累程度等方面具有特殊的价值。直肠癌超声图像为边界不规则的低回声或相对低回声区，对检查直肠癌浸润深度的正确诊断率为 88.8%，对早期癌的正确诊断率为 80%。

47. 直肠癌患者做气钡双重对比灌肠造影摄片检查有必要吗？

对于无条件做纤维全结肠镜检查的病例，为排除多原发肿瘤的存在，宜加做气钡双重对比灌肠造影摄片检查。但对诊断直肠癌来说，钡灌造影是无用的，甚至会给人以假象，造成误诊，尤其是对低位直肠内早期、较小的病变。因为进行钡灌造影时插入肛管往往已通过或超越病变，灌入大量钡剂后 X 线无法显示病变，而人们却误以为并无病变存在。因此气钡灌造影阴性只能排除多原发病变，却不能排除直肠癌。

48 .CT 检查对诊断结直肠癌有什么重要意义?

CT 检查既能显示肠腔内病变，又能直接观察肠壁及其与附近的组织器官的关系，可明确癌肿侵犯肠壁的深度，向肠壁外浸润的范围及远处转移部位，有无侵犯膀胱、子宫及盆壁，是术前常用的检查方法，为癌肿分期和治疗方案的制定提供依据。腹部 CT 扫描可检查有无肝转移癌及腹主动脉旁淋巴结肿大。

49. 结直肠癌的 CT 检查有什么表现?

结直肠癌在 CT 上可表现为局限性腔内软组织肿块影，肠壁局限性或全周性增厚。肿瘤密度一般均匀，较大肿瘤可因缺血坏死而出现局灶性低密度区。肿瘤常呈分叶状及不对称。如扫描平面与肠管长轴平行，可见管状肠管有局限性壁增厚，与邻近正常肠管分界清楚。如管壁呈环形增厚，在横断面上呈“炸面包圈”样改变。

50. 核磁共振（MRI）检查对诊断结直肠癌有什么重要意义?

MRI 检查可显示肿瘤在肠壁内的浸润深度，对结直肠癌的诊断及术前分期有重要价值。

51. 结直肠癌 MRI 检查的准确性有多高?

直肠和乙状结肠因其位置较为固定，MRI 的应用最广泛。首先在肿瘤分期方面应用最多，其次主要用于直肠癌术后随访检查，根据手术瘢痕和肿瘤复发灶信号不同可正确地判断肿瘤有无复发。MR 仿真内镜（MRVE）可以产生结肠的三维图像，显示肠腔内的息肉和结肠癌，同时可参考辅助多平面成像，定位诊断正确性几乎达 100%。MRVE 比 CTVE（CT 仿真内镜）图像空间分辨率低，但没有电离辐射损伤。MRVE 检查时无痛苦，耐受性明显高于结肠镜。

52. 哪些人需要做正电子发射计算机断层显像（PET-CT）检查?

（1）肿瘤定性、分级和预后。

（2）鉴别诊断肿瘤残留、复发或治疗后改变。

（3）治疗前分期和复发者再分期。

（4）定位活性病灶。

（5）疗效随访。

（6）肿瘤普查。

53. PET-CT 阴性一定可以排除恶性肿瘤吗?

PET-CT 对恶性肿瘤诊断准确性高，常用于肿瘤的定性诊断，在术前远处转移和术后复发检查有较好的诊断价值，但在癌细胞未形成实体瘤前以及一些印戒细胞癌、黏液囊腺癌中 PET-CT 可以表现为假阴性。因此 PET-CT 阴性不一定表明没有肿瘤，需结合其他检查综合考虑是否存在恶性肿瘤。

54. 正电子发射体层显像（PET）对于结直肠癌检查有哪些优势?

PET 检查主要以 18F-FDG（2- 脱氧 -2- 氟 -D- 葡萄糖）为示踪迹。国内外的经验证实，PET 在肿瘤分期、转移灶显示、疗效监测及复发与瘢痕鉴别等方面的临床价值较大。PET 的重要优势在于它可以一次检查提供全身（半身）的信息。全身 PET 检查是肿瘤远隔转移的最有效，同时也是高度精确的方法。

55. 诊断结直肠癌的“金标准”是什么?

诊断结直肠癌的“金标准”是病理学检查。活体组织检查是诊断直肠肛管癌最确切的检查方法，尤其对低位直肠癌是必须采用的方法。

56. 结直肠癌体格检查有什么表现?

（1）一般检查：注意全身浅表淋巴结特别是腹股沟及锁骨上淋巴结肿大情况。

（2）腹部视诊和触诊：检查有无肠型、肠蠕动波，腹部是否可触及肿块；腹部叩诊及听诊检查了解有无移动性浊音及肠鸣音异常。

（3）直肠指诊：对疑似结直肠癌者必须常规做直肠指诊。

（4）三合诊：对于女性直肠癌可疑肿瘤侵犯阴道壁者，了解肿块与阴道后壁的关系。

57. 结直肠癌实验室检查的目的是什么?

（1）血常规：了解有无贫血。

（2）尿常规：观察有无血尿，判断是否侵犯泌尿系统。

（3）粪便常规及粪便潜血试验：了解粪便中有无红细胞、白细胞，有无消化道少量出血。

（4）外周血检测肿瘤相关标志物。

58. 结直肠癌内镜检查的目的是什么？

疑似肠癌患者均推荐肠镜检查，明确位置和取活检明确诊断，同时基因检测以指导后续治疗。

59. 结直肠癌影像学检查如何应用？

（1）CT：推荐行胸部 + 全腹 + 盆腔 CT 增强扫描检查。

（2）MRI：推荐 MRI 作为直肠癌怀疑肝转移时常规检查项目。

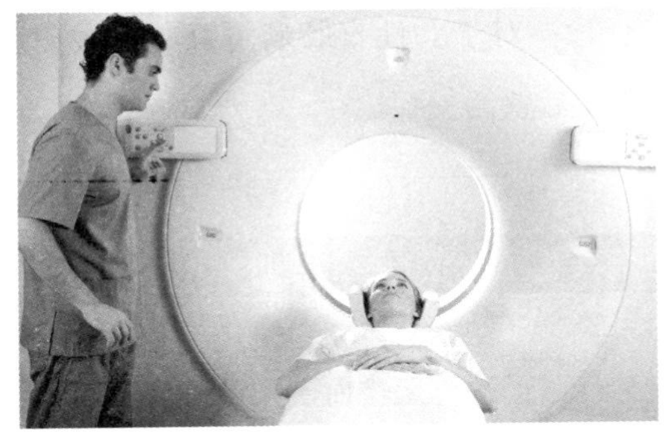

（3）超声：推荐直肠腔内超声用于早期直肠癌分期诊断，超声造影以了解肝转移。

（4）X线：气钡双重X线造影可作为肠癌诊断检查方法，但目前少用。

（5）PET-CT：不推荐常规使用，但对于病情复杂、广泛转移，常规检查无法明确诊断的患者可作为有效的辅助检查。

60. 不做肠镜通过粪便检测能查出结直肠癌吗？

不做肠镜检查，通过粪便基因检测也可以筛查出结直肠癌。在众多结直肠癌的预防方式中，最有效的莫过于肠镜检查。虽说肠镜检查准确率高，但很多人还是望而生畏，毕竟要暴露私密部位，而检查前清理肠道，需要饮用大量的水也让人“苦不堪言”，既尴尬又感到不舒服，故患者依从性差。那么有没有更简单的方法呢？肠癌粪便基因检测就是一种创新的体外分子诊断、非侵入式肠癌检测技术，如睿长太、常卫清及长安心等。该技术无创无痛，简单快速，不用去医院，不用做肠镜，不用抽血，患者足不出户，在家中就可以通过粪便基因检测技术早期发现结直肠癌，故深受广大群众的欢迎。

61. 睿长太肠癌检测技术是怎么回事?

睿长太（miR–92a 检测技术）是以 miR–92a 为靶标的中国结直肠癌分子诊断技术。该技术于 2017 年荣获国家自然科学奖二等奖。睿长太通过荧光 RT–PCR 法检测粪便中 miR–92a 含量，从而评估结直肠病变风险。采用 Taqman 探针荧光逆转录 PCR 技术，分析提取粪便样本的 RNA。试验研究表明，睿长太的检测灵敏度为 71.76%，特异性为 90.23%，可作为有效的结直肠癌高风险人群的预防、早期诊断和预后检测手段。睿长太对结直肠癌癌前病变检测灵敏度高，可以在病变转化为癌细胞前准确识别，以便及时采取措施将其扼杀在摇篮中，不仅能挽救患者生命，节省费用，对于家庭而言，也可使其免于遭受巨大的精神压力。

62. 常卫清肠癌检测技术是怎么回事?

常卫清（多靶点粪便 FIT–DNA 检测技术）作为结直肠癌早筛产品，是一种全新的无创、无痛、可居家操作的结直肠癌筛查服务。该技术通过体外检测粪便中的基因和蛋白信号，综合分析后评估受检人肠道病变情况，适用于结直肠癌高危人群的居家检测，可极大地方便受检人对肠道健康的监控，有利于区域性的结直肠癌筛查，及早发现肠道病变，减轻个人经济负担和政府卫生财政支出。试验数据显示，常卫清对于结直肠癌的检测灵敏度为 95.5%；对进展期腺瘤的检测灵敏度为 63.5%，高于传统便潜血检测两倍以上，可以有效发现癌前病变；对结直肠癌的阴性预测值高达 99.6%，可以最大程度减少漏检可能。常卫清专利多靶点粪便 FIT-DNA 技术目前已纳入中国迄今发布的所有国家级结直肠癌筛查与诊疗指南。

63. 无症状健康人群如何进行结直肠癌筛查?

一般人群筛查：每年至少检查一次大便潜血试验，阳性者行结肠镜检查。

高危人群筛查：有结直肠腺瘤病史、结直肠癌家族史和炎症性肠病者，定期进行结肠镜检查，其间隔不应大于 5 年。

64. 直肠癌术后随访要做哪些检查?

术后随访检查包括直肠指诊、肿瘤标志物（如 CEA 和曾经升高过的标记物）、腹部超声检查、盆腔 MRI、胸腹盆增强 CT 及结肠镜检查，可疑转移时做 PET-CT。

65. 结直肠癌筛查主要包括哪些检查?

结直肠癌筛查主要包括大便潜血试验检查、粪便或者血液基因检测、体格检查（腹部体检和直肠指诊）、结肠镜检查、腹部 CT 检查等，对于有遗传性结直肠癌的患者，其直系家属还需要进行基因筛查，以了解其患结直肠癌的概率。其中大便潜血试验检查最简单方便，但是由于影响因素多，结果假阳性高，所以还需要结合其他检查。体格检查对于有腹部肿块的结肠肿瘤和中低位直肠肿瘤的检查比较有效，但是对于高位直肠癌或早期的结肠肿瘤就需要通过结肠镜进行筛查。

【专家忠告】

结直肠癌起病隐匿，早期可以无特殊症状，发现后常为中晚期，当检必检。有些人认为，得了肿瘤经不起大医院折腾，先是 B 超、CT，又是抽血，又是做心电图。这是对检查的一种误解。没有详细的检查资料就对患者进行治疗，是不负责任的医学行为。进行检查的目的主要是明确肿瘤的诊断，排除其他疾病的可能。这种检查一般人都能理解，因为不检查就不能诊断是或不是肿瘤，更何况在很多患者和家属心里，也许还有那么一点侥幸，希望能否定患肿瘤的现实。那么，既然已经诊断清楚了，还做什么检查？这就是我们常说的分期检查。它的重要性不亚于前者。因为“诊断”离“清楚”还差得很远。分期检查的目的就是明确肿瘤局部侵犯和全身受累情况，以决定治疗方案，达到准确检查和有效治疗。

发生延误的原因主要有：对无症状健康人群未按要求进行筛查。部分有症状人群对大便习惯和性状改变等症状不重视，自认为痔疮等良性或炎症性疾病，没有进一步检查；亦有部分患者惧怕肠镜检查而未能及时确诊。少数医生警惕性不高，检查不规范，对有结直肠癌症状者不行肛门指诊和其他检查。因此，对无症状健康人群，尤其是高危人群，应严格按照要求筛查；对有症状者必须做到及时就医和规范检查，以免延误诊断。同时应注意每一种检测有一定的适用范围和局限性，均不能完全替代其他检查。

第三部分

诊断——快速诊断不耽误

1. 结直肠癌的诊断方法有哪些？

目前临床上结直肠癌的诊断方法有直肠指诊、便潜血检查、血清肿瘤标志物检查、气钡双重对比灌肠造影检查、CT、B 超和 MRI 检查，结肠纤维镜检查、胶囊肠镜、PET-CT 等目前也用于一部分结直肠癌的诊断及分期。

2. 结直肠癌确诊的标准是什么？

结直肠癌的临床诊断一般是根据患者病史、临床症状和体征（便血、排便规律改变、腹泻、腹痛、贫血、体重下降等）、直肠指诊、辅助检查（影像学检查、肠镜检查、实验室检查、钡剂灌肠）等综合判断，最终是以病理学诊断为准。

3. 结直肠癌如何临床分期？

结直肠癌手术前可根据癌肿的大小和扩散转移范围进行临床分期，确定结直肠癌发展的程度和早晚。这是制订治疗方案的重要依据。术后根据病理结果进行病理分期，是判断预后的标准。结直肠癌常用的临床分期方法有 Dukes 分期和

TNM 分期。TNM 分期是将恶性肿瘤按肿瘤大小（T）、区域淋巴结转移（N）和远处转移（M）进行分期。

4. 结直肠癌在大体上如何分类?

《中国大肠癌防治规范》大体上将其分为如下几类。

（1）肿块型：呈球状或半球状，表面有小溃疡，易出血，肿瘤向肠腔内生长，此型浸润性小，淋巴转移较晚，预后较好，好发于右侧结肠，特别是盲肠。

（2）溃疡型：是结直肠癌的最常见类型。肿瘤表面有深而大的溃疡，边缘隆起，底部深陷，呈蝶形，易出血、感染，分化程度较低，转移较早，好发于左侧结肠及直肠。

（3）浸润型：沿肠壁浸润生长，瘤组织有较多纤维组织，易引起梗阻，分化极低，转移早，预后差，好发于左侧结肠。

（4）胶样型：外观呈胶冻样，极少见。

5. 结直肠癌在组织学上如何分类?

凡大肠上长有肿物，医生都要将其取下一小块送病理科，在显微镜下观察其组织形态结构以明确诊断，在组织学上结直肠癌常有以下几型。

（1）腺癌：最常见。癌细胞排列成腺管或腺泡状，又可分为高、中、低分化3级，结肠癌多数为高、中分化腺癌；预后较好。高分化癌比低分化癌预后好。

（2）黏液癌：大多数癌细胞分泌黏液，黏液在细胞内将细胞核挤向边缘，间质内亦有黏液，预后较腺癌差。

（3）印戒细胞癌：整个细胞呈印戒状，预后较差。

（4）未分化癌：癌细胞较小，呈圆形或不规则形，浸润明显，易侵入小血管和淋巴管，预后最差。

（5）腺鳞癌：亦称腺棘细胞癌，癌瘤内腺癌与鳞癌混合出现，腺癌部分分化比较差，无角化。

（6）鳞状细胞癌：结直肠鳞癌罕见，多为中度到低度分化，偶有角化和细胞间桥。

6. 结直肠癌的转移途径有哪些？

（1）直接蔓延：癌组织从肠黏膜浸润到黏膜下层、肌层，直到蔓延到邻近的组织器官，如膀胱、子宫、肠系膜等。

（2）淋巴转移：直肠癌的淋巴转移较复杂，可以向上方、下方转移，还可以向两侧转移。

（3）血行转移：肠癌侵入局部小静脉后，癌栓可随静脉血经门静脉转移到肝脏，引发继发性肝癌。这是肠癌远处转移最多见的部位；其次是肺转移；肠癌还可以转移到肾脏等处。

（4）种植转移：大肠癌脱落的癌细胞掉落在大网膜、腹腔或内脏上。

7. 结直肠癌如何早期发现?

结直肠癌早期无特异性的表现，主要是表现是直肠刺激症状，出现排便次数增多或是大便性质的改变，一般容易忽视的血便往往是直肠癌最早期的表现。部分结肠癌患者以贫血为常见首发症状。早期诊断检查中，纤维结肠镜是最有效的方法，可以做到早期诊断。目前，粪便基因检测也可以做到早期诊断。

8. 便血如何确定是结肠癌?

便血的原因较多，痔疮、肠炎、结核、肠道肿瘤都会引起便血。为了避免结直肠癌误诊为其他疾病而延误治疗，单凭症状、大便化验是不能确诊的，临床需行纤维结肠镜检查。

9. 直肠癌通过直肠指诊能确诊吗?

直肠癌的诊断应不困难，因为我国直肠癌约有 3/4 位于腹膜反折平面以下，属手指可及范围，因此只须通过直肠指检就能发现病变。有经验的外科医师，用轻柔的手法和令患者充分放松，有时甚至可能触及距肛线 9 ～ 10cm 的肿瘤。因此直肠指诊是诊断直肠癌的首要检查方法。

10. 什么是大便潜血试验?

大便潜血试验就是粪便隐血检查，是针对消化道出血的临床指标，对消化道异常病变，如胃癌、大肠癌、息肉、腺瘤等可以起到早期预警的作用。因此大便潜血阳性常作为临床上筛查消化道肿瘤的首选指标。该方法价格便宜、操作方便、患者痛苦少、容易接受，但也易受食物和药物的影响出现假阳性和假阴性的结果。临检时应注意相关因素。

11. CT 增强扫描对结直肠癌诊断有什么意义?

CT 增强扫描主要用于确诊的结直肠肿瘤患者的分期及

随访，可以提高病变的定性诊断及检出率，尤其是对肝转移及淋巴转移诊断方面更为重要。对于已确诊的结直肠癌患者，如无明确增强禁忌证，无论是治疗前的肿瘤分期还是治疗后的随访均推荐 CT 增强扫描，以防止平扫 CT 组织分辨率不足造成病变的漏诊。

12. 为什么说在结直肠癌诊断中，MRI 优于 CT？

磁共振检查不仅可以发现结直肠腔内病变，还可以发现腔外病变，且软组织对比度优于 CT。在局部和区域直肠癌分期应用方面，MRI 有逐渐代替 CT 的趋势。同时 MRI 由于软组织分辨率高，是评估直肠系膜和环周切缘最佳手段，是直肠癌推荐的主要的检查方法。

13. 直肠癌的诊断依据是什么？

直肠癌的诊断主要依据以下几项。

（1）早期排便习惯改变，便次增多或减少，可伴有肛门坠胀。

（2）继则发生便血，色鲜红或暗红，伴有黏液，且便次增多，有里急后重感，或有脓血便。

（3）晚期排便困难，粪便变细、变扁，甚至出现肠梗阻征象。

（4）可能转移至肝、肺等部位，侵及骶丛神经时可有剧烈疼痛，全身出现恶病质征象。

（5）肛门直肠指检：可触及肿块及溃疡，指套染血。

（6）直肠镜检查：可见肿块及溃疡，活组织病理检查可明确诊断。

14. 结肠癌的诊断依据是什么？

（1）临床诊断具有下列条件之一者。

1）症状：腹部不适，隐痛或胀气，大便习惯改变，腹泻或便秘，或便秘腹泻交替出现，大便带血或黏液，消瘦，贫血；中晚期可有慢性或急性肠梗阻、穿孔、内瘘等表现。

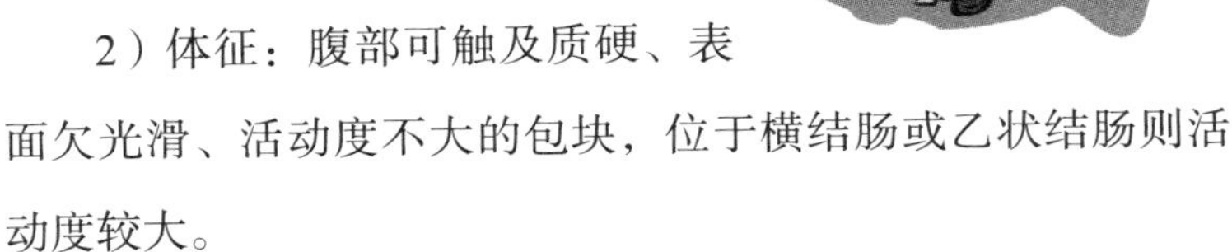

2）体征：腹部可触及质硬、表面欠光滑、活动度不大的包块，位于横结肠或乙状结肠则活动度较大。

3）大便潜血试验阳性，癌胚抗原升高。

4）乙状结肠或结肠镜检查可见溃疡、肿块、狭窄等。

5）钡灌肠可见结肠有充盈缺损，黏膜破坏，肠壁僵硬或肠腔有狭窄梗阻征象。

（2）病理学证实为结肠癌。

15. 直肠癌需要与哪些疾病鉴别诊断?

直肠癌的鉴别诊断主要有痔、肛瘘、阿米巴肠炎、血吸虫病、直肠息肉等疾病。

16. 结肠癌需要与哪些疾病鉴别诊断?

结肠癌的鉴别诊断主要有结肠炎性疾病，如肠结核、血吸虫病肉芽肿、阿米巴肉芽肿、溃疡性结肠炎以及结肠息肉等。

临床鉴别要点是病期的长短、粪便检出寄生虫、钡灌肠所见病变形态和范围等。最可靠的仍是通过结肠镜取活组织检查。结肠癌的临床表现根据其病程而各异。患者就诊时以病变的不同时期、不同的病理变化而表现出不同的临床症状为其主诉，可以误诊为多种疾病。

17. 结直肠癌肺转移的诊断指标有哪些?

（1）直接影像诊断：位于双肺外带及下野，大于5mm，边界清晰，分叶或短毛刺的实性或磨玻璃样结节。

（2）支持诊断的风险因素：发病年龄＞50岁、双肺多发结节、异时性肺内结节、胸膜增厚或积液、直肠癌（特别是中低位癌）、局部进展期结直肠癌（特别是侵犯肠壁外血管）、淋巴结分期较晚、原发灶血管淋巴管浸润、术前癌胚抗原（CEA）水平升高、原发灶为Kras突变、已存在肝脏转移或其他肺外转移灶等。

18. 结直肠癌肺转移需要与哪些疾病相鉴别?

结直肠癌肺转移需与其他良恶性结节鉴别，如原发性肺癌、良性非特异性结节、感染性病变以及免疫性疾病。

19. 直肠癌和痔疮有何不同?

直肠癌和痔疮的早期便血症状极为相似，必须仔细分辨。痔疮便血特点是无痛性便血。早期多为大便带血，色鲜红，量较少，继而出现便后滴血，重者为喷射状出血，色鲜红，量较大，可染红马桶或便池。而直肠癌便血特点为间歇性便血，多伴有大便习惯改变。早期仅有少量血液附于粪便表面，呈鲜红色或暗红色，出血量多少不定，且不一定每次大便时都便血，因而多不引起重视，往往误认为内痔、肛裂等疾病而不来就医。直肠指诊常因痔核柔软一般无法触到，而直肠癌则可以通过指诊在直肠和肛管部触及质硬、表面不光滑的肿块，呈菜花状或溃疡型。结肠镜和病理切片检查则是鉴别痔疮和直肠癌的最可靠的方法。

20. 直肠癌和细菌性痢疾有何不同?

二者容易混淆，均表现为慢性脓血便。但慢性细菌性痢疾患者常曾患急性细菌性痢疾，粪便培养可分离出志贺菌属，直肠指诊未触及到硬性肿物，结肠镜检查时取黏液脓性分泌物培养的阳性率较高，抗菌药物治疗有效。而直肠癌则可以通过直肠指诊在直肠段触及质硬肿块，结肠镜检查时发现肠腔内有一肿物，表面凹凸不平、糜烂、溃疡。

21. 结肠癌和结肠息肉有何不同?

结肠息肉是常见的良性肿瘤，大多发生在乙状结肠，其主要症状是便血，血为鲜血，不与粪便混淆。有些患者还可有脓血样便。X线检查均表现为充盈缺损。如不做纤维结肠镜活检病理检查，则可将息肉样结肠癌误诊为结肠息肉。腺瘤和息肉是最常见的结肠良性肿瘤和瘤样病变。二者在组织学上有明显区别：腺瘤可以发生癌变，息肉多不转变为癌。二者均可单发或多发。在X线气钡双重造影检查时，息肉呈边缘光滑锐利的圆形或椭圆形充盈缺损，在肠腔内，若有蒂可上下移动，结肠轮廓多无改变。腺瘤或息肉周边有少量钡剂时可形成一环状阴影，与气体形成鲜明对比。行纤维结肠镜检查并取活组织送病理检查，则是最有效的鉴别方法。

22. 结肠癌和溃疡性结肠炎有何不同?

结肠癌多见于中年以后，表现为腹泻、脓血便和肠梗阻等。X线检查显示肿瘤所产生的局限性病变，主要病变部位有充盈缺损；病变位于直肠时，触诊能触到肿块；结肠镜检查可发现癌；活组织检查可找到癌细胞。有时，在溃疡性结肠炎的基础上也可并发结肠癌，或者在结肠癌的基础上有时可并发结肠炎。

23. 结肠癌和肠结核有何不同?

肠结核是因结核杆菌侵犯肠道而引起的慢性感染，绝大多数继发于肺结核。发病人群多为青壮年，女略多于男。回盲部为好发部位，以右下腹痛、腹泻、糊状便、腹部包块、低热及盗汗等中毒症状为特征，结核菌素（PPD）试验强阳性，X 线钡影跳跃征象或肠壁增厚，结肠癌比肠结核发病年龄大，常在 40 岁以上，一般无发热、盗汗等结核毒血症表现。X 线钡剂灌肠检查可见钡剂充盈缺损或溃疡，结肠镜检查及活检可确定结肠癌诊断。

24. 结肠癌和阑尾炎有何不同?

回盲部癌常因局部疼痛和压痛而诊断为阑尾炎，占误诊病例的 10% 左右。特别是晚期回盲部癌，局部常发生坏死溃烂和感染，临床表现有体温升高，白细胞计数增高，局部压痛或触及肿块，常诊断为阑尾脓肿，而采取保守治疗。经过一段时间治疗，肿块不见缩小，甚至增大，才考虑到肿瘤可能。对于一般阑尾脓肿，认真询问病史都有急性发病过程，有炎症表现，在短期治疗观察后常可明显好转。如癌肿与阑尾炎并存或因癌肿致阑尾阻塞致阑尾炎，虽治疗有所好转，但不会彻底痊愈，若停药后继续加重须进一步检查诊断。

25. 结肠癌和血吸虫病肉芽肿有何不同?

血吸虫病有疫水接触史，常有肝脾肿大，粪便检查可发现血吸虫卵，孵化血吸虫毛蚴阳性。直肠镜检查在急性期可见黏膜黄褐色颗粒，活检黏膜压片或组织病理检查发现血吸虫卵。少数病例可癌变，在流行区结肠癌亦有肠血吸虫病者均占 48.3% ～ 73.9%，说明血吸虫病与结肠癌有密切关系。除行 X 线和纤维结肠镜检查及活检外，结合血吸虫感染病史、粪便中虫卵检查，均有助于结肠癌和血吸虫病所致的肠道癌变的鉴别。

26. 直肠癌误诊的原因有哪些?

临床上将直肠癌误诊为内痔、息肉、直肠炎及慢性痢疾者并不少见，尤以青年为多。原因如下。

（1）患者自误：轻时不重视，出现明显的消化道症状未

能及时就医，自服药物缓解后因工作忙或生活负担、经济条件受限就不进一步检查

（2）医生误诊：约占 80%，多因疏忽或认识不足而麻痹大意。如一患者因黏液血便到消化内科治疗，服药后一时缓解，但反复发作才到肛肠科就诊。经指诊检查距肛缘 5cm 可触到一菜花样肿物，活检后确诊直肠癌，但已属晚期，术后半年死亡。最主要的原因就是接诊医生未做直肠指诊，掉以轻心，导致误诊，教训沉痛。

应当强调，凡大便带血伴有大便规律改变者，特别是男性 45 岁、女性 40 岁以上者，都应高度警惕直肠癌的可能，一定要进行肠镜检查，排除肠道恶性肿瘤。

27. 结肠癌误诊的原因有哪些?

结肠癌误诊的原因较多。早期癌变仅为黏膜层小结节时，临床上多无症状，只有少数患者在普查或体检时能被发现，多数发现不了。当病变已引起黏膜破溃时，可出现便血，大便习惯改变，常易被误诊为内痔、息肉出血等。当病变侵犯肌层，癌肿表面破溃，范围扩大加深，合并感染，出现脓血便、黏液血便、里急后重、腹痛时，易被误诊为肝癌、肺癌等。

28. 大肠癌和直肠癌有什么不同?

由结肠、直肠、肛管黏膜上皮起源的恶性肿瘤统称为大肠癌，而直肠癌仅仅是指大肠癌中发生在直肠这一段的癌症。有人报道，大肠癌最多发生在直肠壶腹部（58.5%），其次为乙状结肠（14.1%）、升结肠（8.7%）、盲肠（6.8%）、降结肠（4.6%）、横结肠（4.1%）、肝曲（2.2%）、脾曲（1%）。由此可见，直肠和乙状结肠癌加起来占大肠癌的70%以上。在我国，直肠癌占大肠癌的60%左右，而80%的直肠癌位于指诊可触及的部位，故认真的直肠指诊可使50%左右的大肠癌得到诊断。

29. 直肠癌的早期报警信号有哪些?

早期诊治癌症是挽救患者生命的重要措施。因此，对直肠癌早期警告信号必须十分重视，一旦发现，应立即就医。

（1）排便习惯改变，如排便次数突然增多或腹泻，出现里急后重。

（2）腹泻或便秘交替出现。

（3）粪便形状改变，如变细、变扁或带槽沟。

（4）出现脓血或黏液血便。

（5）出现便血或黑便。

（6）突然体重减轻。

（7）原因不明的贫血。

（8）出现腹胀、腹痛、消化不良、食欲减退。

（9）肛门部或腹部发现肿块。

（10）发现有多发性息肉或乳头状腺瘤。

30. 结肠癌的早期报警信号有哪些？

①出现任何大便问题，都应该做大便潜血试验，了解是否存在隐藏的大便出血。大肠癌出血可能随着大便向直肠、肛门移动的过程而与大便混合，不易被肉眼发现。②如果出现不明原因贫血，应该查清贫血的原因，以便及时发现肿瘤。很多肿瘤会出血而导致贫血。③患了痔疮一定要请专科医生

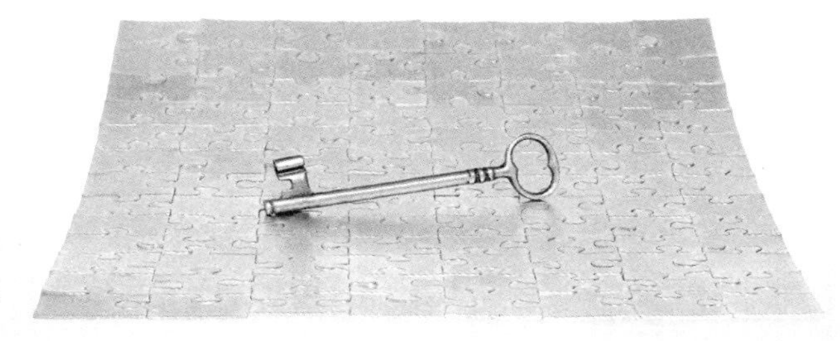

看看，不要认为“十人九痔”而把结直肠癌出血当作痔疮出血。④有相似大肠癌临床症状时应积极到医院检查。

31. 如何区分是早期肠癌还是晚期（进展期）肠癌？

一般人认为肠癌范围大就是晚期，肠癌小范围就是早期。其实衡量肠癌早期还是晚期以及肠癌的预后标准，主要根据肠癌浸润（即侵犯）的深浅程度。大肠从组织学上分成 4 层，即由内到外分黏膜层、黏膜下层、肌层和浆膜层。癌肿仅限于黏膜层和黏膜下层的就是早期肠癌，癌肿切除后预后良好，五年生存率可达 80% 以上；如果癌肿已侵犯到肌层和浆膜层则为中晚期肠癌，俗称晚期肠癌，医学上称为进展期肠癌，预后明显比早期肠癌差。此类患者常伴有淋巴结及其他脏器癌转移。

【专家忠告】

结直肠癌是临床最常见的恶性肿瘤之一，严重威胁人们的生命健康。结直肠癌病因可能包括高蛋白高脂饮食、接触致癌物质、结直肠慢性炎症、遗传因素、癌前病变等，其常见症状有便血、黏液血便，腹痛腹胀、腹部肿块、大便习惯及性状改变、贫血、消瘦等。结直肠癌的转归和预后与肿瘤分期紧密相关，早发现、早治疗是降低结直肠癌相关死亡率的有效途径。一旦出现结直肠癌相关症状，应高度重视并到医院进行检查，包括行直肠指诊、大便潜血、血肿瘤标志物、CT、结肠纤维镜检查等排除结直肠癌。建议 50 ～ 74 岁个体应进行结直肠癌健康筛查，包括高危因素问卷调查、大便潜血检测及直肠指检，阳性者行结肠镜检查；有结直肠腺瘤史、结直肠癌家族史和炎性肠病者为高危人群，应每年参加结直肠癌筛查。

结直肠癌的早发现、早诊断和早治疗非常重要。早发现、早治疗可以达到近乎治愈的效果。那么如何早发现不耽误就诊呢？首先看症状，对于没有结直肠癌家族史的人来说，如果发现大便带血、带黏液、排便不尽、里急后重或大便习惯改变等情形，则需要尽快就诊检查；对于有结直肠癌家族史，尤其是家族成员中结直肠癌发病年龄在 40 岁以下的人来说，即使没有消化道症状，也要给予高度重视，定期检查以免延误诊断。最常用的快速初筛手段是大便潜血试验和直肠指诊。注意潜血试验假阴性，阳性者需行肠镜检查。直肠指诊可初步判断约 75% 的距肛缘 7 ～ 8cm 以内的直肠是否有病变。结肠镜检查取得病理活检是结直肠癌诊断的“金标准”，还可同时筛查并治疗息肉，有效预防癌变。此外，新兴的粪便脱落细胞基因检测对结直肠癌的诊断具有较高的特异性，也可作为初筛检查的选择。

大肠癌是可以通过普查而能得到早期诊断的癌症。目前，国际上医学界建议人们从40岁起，每年应做一次直肠指诊，从50岁起每年做一次大便潜血试验以及每3～5年接受1次纤维结肠镜检查。对于有排便习惯改变和便血等症状者、有直系亲属患大肠癌者等应提高警惕，做进一步检查。有3种方法可以早期发现结直肠癌，那就是直肠指诊、纤维结肠镜检查及大便潜血试验。目前还有血液和粪便的基因检测等，以期大肠癌能得到早期诊断、早期治疗。

第四部分

治疗——科学治疗效果好

1. 结直肠癌的治疗原则是什么?

结直肠癌病变不同，治疗就有所不同。总的治疗原则应遵循以手术治疗为主，辅以化疗、放疗、免疫治疗、中医治疗等综合治疗。早期的结直肠癌可在肠镜下做局部切除；中期结直肠癌一般选择手术根治切除，并辅助于术前、术后的化疗和放疗，可以降低复发率；对于已经发生转移的晚期患者，需要综合评估，可切除的先行切除再化疗，无法切除的可化疗或靶向治疗，以延长患者生存时间、提高患者生存质量为目的。

2. 结直肠癌的治疗方法有哪些?

结直肠癌目前采用综合治疗，主要方法包括手术治疗、化学治疗、放射治疗、靶向治疗、中医药治疗及其他治疗方法（生物治疗、免疫治疗、基因治疗等）等。手术治疗是结直肠癌的主要治疗方法，分为根治性手术和姑息性手术。化疗分为术前化疗和术后化疗，术前化疗可使病灶缩小，增加手术切除率；术后化疗是手术的辅助治疗，可杀灭残存病灶，减少复发和转移，达到根治的目的。放射治疗通常是手术和化疗的辅助手段。中医药治疗尤具独特的优势，尤其在功能康复和预防复发方面特色明显。

3. 结直肠癌的手术治疗原则是什么？

原则是全面探查，由远及近。必须探查并记录肝、胃肠道、子宫和附件、盆底腹膜及相关肠系膜和主要血管、淋巴结和肿瘤邻近脏器的情况；切除肠管要足够，清扫区域淋巴结，整块切除；推荐无瘤手术原则，提高生存质量。

4. 结直肠癌最佳的手术时间是什么时候？

一般病情确诊后，应尽快实施手术。根据临床分期来评估是否需要进行术前放化疗，术前放化疗能减小癌肿的体积，增加肿瘤手术完整切除的概率，并能减少术后局部肿瘤复发概率及增加保肛手术的成功率。

5. 结直肠癌一定要做手术吗？

癌症治疗的目的是尽可能地去除肿瘤组织，控制肿瘤组织的再生、复发和转移，手术治疗是首选，辅以化疗、放疗、中医治疗，在综合治疗中占主要地位。

6. 如何判断直肠癌是高位还是低位？

在外科上，主要是根据齿状线的长度将直肠癌分为低位、中位和高位三种。低位直肠癌是指距齿状线 5cm 以内者；中位直肠癌是指距齿状线 5 ～ 10cm 者；高位直肠癌是指距齿状线 10cm 以上者。这种分类对直肠癌根治手术方式的选择有重要的参考价值。

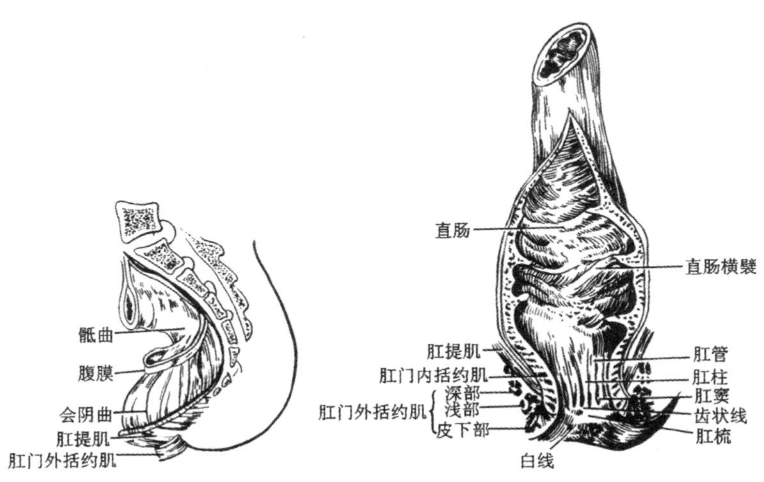

齿状线周围解剖示意图

7. 治疗直肠癌常用的手术方法有哪几种?

直肠癌手术方式的选择根据癌肿所在部位、大小、活动度、细胞分化程度以及术前的排便控制能力等因素综合判断。

（1）局部切除术：适用于早期瘤体小、局限于黏膜或黏膜下层、分化程度高的早期直肠癌。

（2）腹会阴联合切除术（Miles 手术）：1908 年首先由 Miles 报道，适用于腹膜反折以下的下段直肠癌及病变较晚、浸润较重的中、上段直肠癌。

（3）经腹直肠癌切除术（直肠低位前切除术、Dixon 手术）：1939 年首先由 Dixon 报道，是目前临床上应用最多的保留肛门的直肠癌根治术，适用于距齿状线 5 cm 以上的直肠癌。

（4）经腹直肠癌切除、近端造口、远端封闭手术（Hartmann 手术）：适用于因全身一般情况很差，不能耐受 Miles 手术或急性梗阻不宜行 Dixon 手术的直肠癌患者。

（5）结肠肛管吻合术（Park 手术）。

（6）拖出式直肠切除术（Bacon 手术）。

（7）后盆及全盆腔器官切除术。

（8）腹腔镜直肠癌切除术。

8. 低位直肠癌手术可以保肛吗?

可以。所谓“保肛”是指在手术过程中不切除肛门括约肌，保留肛门括约肌的功能。过去的低位直肠癌手术，同时切除癌灶和肛门，并在患者的腹部重新造一个肛门使粪便改道。随着医疗技术的进步，手术器械的改进，特别是吻合器的广泛应用。这种担心已经没必要了。大多数直肠癌的患者都有机会选择保肛手术。

以前治疗直肠癌时，只要是低于 6cm 的占位，手术就不能保住肛门了，而现在的技术，4cm 的超低占位也能够保住肛门。随着手术方法的提高，保肛的概率也在增大，当然还是要根据患者的具体情况来决定，情况允许的条件下都会尽力保肛的。还是提醒患者去正规大型医院治疗，制定最合适的治疗方案。

9. 治疗结肠癌常用的手术方法有几种?

（1）右半结肠切除术：适用于盲肠、升结肠、结肠肝曲的癌肿。

（2）横结肠切除术：适用于进展期横结肠癌或胃癌、肝癌、胰腺癌、胆囊癌及十二指肠癌侵犯横结肠须行联合切除者。

（3）左半结肠切除术：适用于结肠脾曲的癌肿和降结肠癌。。

（4）乙状结肠癌的根治切除术：要根据乙状结肠的长短和癌肿所在的部位，分别采用切除整个乙状结肠和全部降结肠。

（5）腹腔镜结肠癌切除术。

10. 结直肠癌都可以进行腹腔镜手术吗？

腹腔镜手术和开腹小切口手术都属于创口小的手术方式，是近年来广泛开展的微创手术技术之一。一般结直肠癌都可以进行腹腔镜手术治疗，有些特殊的情况不建议采用腹腔镜手术治疗，如癌肿大于 7cm 以上者、有肠梗阻者、反复手术者、肿瘤局部晚期或周围组织广泛粘连者等。

11. 什么是腹腔镜结直肠癌切除术？

腹腔镜结直肠癌切除术是一种新型的微创手术技术，始于 20 世纪 80 年代末，发展到现在逐步完善、成熟。具体操作方法：通过腹腔镜在显示屏上显示腹腔内的病变，并在它的指导下通过专用的套管置入各种操作系统，进行分离、止血、切除、吻合等操作。因其具有切口小、痛苦少、恢复快的特点而深受患者的欢迎。但它对医生操作技术要求很高，而且费用昂贵，只能在有条件的医院选择应用。

12. 什么是全直肠系膜切除术（TME）？

全直肠系膜切除（total mesorectal excision，TME）。TME概念由英国皇家医学会结直肠外科学会主席 Heald 于 1982 年提出，即直肠存在着完整的系膜，由盆筋膜脏层包绕直肠周围的脂肪、血管、淋巴和神经组织形成，手术应沿着盆筋膜脏层和壁层之间的解剖间隙，将直肠系膜完整地切除，才能有效地切除隐含在系膜内的微小癌灶，从而达到根治目的。

TME 概念的提出是直肠癌外科发展的里程碑，TME 原则应用于临床已 30 年，使得直肠癌手术质量提高，局部复发率显著降低，五年生存率明显提高，保肛率增加，患者的生活质量大大改善。实施 TME 原则的根治术，其局部复发率可低至 6%，五年生存率达 68%。

13. 什么是经肛门内镜微创手术（TEM）？

德国 Buess 医师研制了一套经肛门内镜微创手术系统，即 TEM（transanal endoscopic microsurgery），用以经肛门切除直肠肿块。TEM 兼备了内镜、腹腔镜和显微镜手术的优点，手术视野暴露良好，能切除位于中、上段的直肠肿瘤，手术创伤小，术后肠道功能恢复快，并发症少，疗效佳，与传统经肛门手术相比复发率大大降低，给直肠肿瘤患者带来了福音。通过经肛门内镜微创手术的特殊内镜装置，外科医师可以更清楚地观察肿瘤的状况，而且还可以进一步操作电灼、切除及缝合等手术。

经肛门内镜微创手术不仅是一种内窥镜技术，可以达到肿瘤所在位置，包括直肠低位、中位或高位，还是一种可靠的手术技术，特别适于良性肿瘤和早期直肠癌。虽然经肛门内镜微创手术手术有诸多优点，但仍然要正确选择适应证，掌握正确的手术方法，因为该手术也有一定的手术并发症和复发率，最常见的并发症是出血和穿孔。对于直肠癌患者，经肛门内镜微创手术后须进行必要的复查和随访，以发现可能的复发而进行及时治疗。

14. 大肠癌手术有哪些常见并发症?

在进行手术之前，医生可能会向患者交代手术和术后的一些并发症，这些并发症往往使人非常恐惧，似乎进行大肠癌手术是一件非常危险的事。大肠癌手术是一项风险较大的手术，会有一些手术的并发症。由于近年来直肠癌治疗技术进步，大肠癌治疗的风险明显降低，并发症明显减少，以下是大肠癌手术时常遇到的并发症。

①骶前大出血；②输尿管损伤；③吻合口狭窄；④吻合口瘘；⑤性功能障碍；⑥切口裂开；⑦切口延期愈合；⑧其他并发症。

15. 结直肠癌手术操作中应注意哪些问题?

为了减少结肠癌的复发率，我们应该掌握有关结肠癌手术中的注意事项。

（1）开腹后探查肿瘤时动作宜轻柔，勿挤压。

（2）切除时首先阻断肿瘤系膜根部血管，防止挤压血行转移，并由系膜根向肠管游离。

（3）在拟切断肠管处用布带阻断肠管，减少癌细胞肠管内种植转移。

（4）有人主张在阻断肠管内注入抗癌药物，常用 5- 氟脲嘧啶 30mg/kg，加生理盐水 50mL 稀释，保留 30 分钟后分离肠管。

（5）与周围组织粘连时能切除时尽量一并切除。

（6）关腹前要充分地冲洗腹腔，减少癌细胞种植与腹腔感染。

16. 直肠癌手术有哪些主要并发症?

（1）骶前大出血：是直肠手术的严重并发症，常是致命性的。主要原因是分离直肠后壁时损伤骶前静脉丛。由于骶前静脉丛呈网状，固定于骶骨前，且与骶骨小孔内的椎静脉有交通，一旦出血点缩入骶骨小孔，很难止血。为了防止骶前出血的发生，游离直肠后壁要注意进入正确的间隙。

（2）吻合口瘘：是结直肠手术的严重并发症，左半结肠和直肠一期手术的发生率较高。传统的手法操作吻合口瘘的发生率为 5% ～ 10%。使用吻合器技术后，吻合口瘘的发生率有所下降，为 2.5% ～ 6.6%。

（3）性功能和排尿功能障碍：由于控制性功能和排尿功能的神经在直肠周围分布，因此在进行直肠手术时可能会损伤这些神经，有10%～20%患者出现性功能和排尿功能障碍。大部分患者可能在术后能恢复，但也有患者长期不能恢复。

（4）肛门失禁：术后控便能力下降甚至肛门失禁。在直肠癌手术时，由于切除了大部分直肠，直肠储存粪便的能力会明显下降，术后患者排便次数都会增多，而且出现排便急迫感，部分患者出现气体或液体粪便不能控制，严重者可能出现固体粪便不能控制。

（5）造口并发症：造口相关并发症包括造口周围炎、造口水肿、造口坏死、造口旁疝、造口脱垂等。

17. 结直肠癌术后为什么会出现肺部感染？

结直肠癌术后肺部感染虽不多见，可一旦出现则可能对患者，特别是老年体弱者的生命带来威胁，是外科手术后需尽量避免的并发症。其原因很多，如术前吸烟或存在慢性支气管炎等肺部疾病，术中、术后消化道分泌物误吸入气管，术后切口疼痛或腹胀限制咳嗽排痰，体弱无力，术后长期卧床等。

18. 直肠癌手术为什么会引起排尿障碍?

直肠癌手术后排尿功能障碍是常见的并发症，为了提高患者手术后的生活质量，应当对其引起足够的重视。

一般认为其发生的主要原因是损伤了支配排尿的盆神经，排尿障碍的程度往往与盆腔内淋巴结清扫范围成正比。当骶前神经、盆内脏神经及盆丛遭受到不同程度损伤后，便会出现轻重不一的排尿障碍。手术后排尿障碍的预防关键是切除的范围和剥离的层次，手术中只要紧靠直肠壁切除直肠，不损伤骶前神经、盆内脏神经和盆丛，手术后排尿障碍发生率极低。但是，直肠癌常有腔外浸润，剥离和切除范围小就很难达到根治性切除的目的，应将根治性切除始终放在治疗的最主要地位。

19. 结直肠癌手术骶前大出血如何治疗?

骶前静脉丛血管丰富，一旦静脉壁破裂，则流血不止。术中骶前出血在结直肠癌根治术中并非少见，处理方法应视出血的部位、出血量的多少而定。处理出血的最佳方法是用纱布卷填塞压迫止血，效果满意，切忌盲目缝扎。

先寻找出血部位，用 1 ～ 2 个手指即能按住，或在直视下采取止血，此时需要医师镇静和有次序的处理，切忌盲目钳夹止血。最简便易行的方法是纱布条填塞压迫止血法，即用长 100 ～ 150cm 的纱布条按顺序填塞，因静脉窦出血压力较低，压迫止血效果明显，术中观察 10 ～ 15 分钟后，将纱布条沿侧盆壁于手术切口的下端或另做腹壁切口引出体外，同时放置腹腔引流管，便于术后观察有无再出血发生。在止血的同时积极补充血容量，加压输血，保持循环功能和生命体征的稳定。

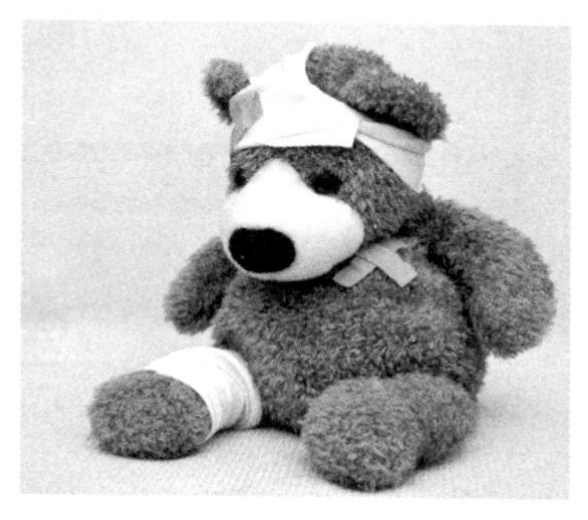

20. 结直肠癌手术吻合口瘘如何治疗?

国外报道的吻合口瘘发生率为 4%～ 25%，国内报道吻合口瘘发生率为 10%～ 20%。改善患者全身状况，加强营养支持疗法，提高机体抗感染能力，维持水电解质平衡，给予肠内营养，包括给多种维生素、输血、补充白蛋白等。一旦确诊有吻合口瘘应立即做充分引流。加强盆腔冲洗吸引，保持引流通畅。保持盆腔干燥是预防吻合口瘘的关键。引流管一般留置 7 ～ 10 天，待患者正常排便后再拔除，这样有利于对迟发性瘘的观察和处理。若出现发热者，全身应用抗生素治疗。

21. 结直肠癌术后出现肺部感染如何治疗?

一旦诊断为术后肺部感染，应立即开始治疗。有效的排痰是治疗中最重要的环节。可鼓励患者加强咳嗽，为避免咳嗽时切口疼痛，可在患者咳嗽时以双手压迫切口两侧腹壁，限制腹壁的振动，减轻疼痛。必要时可使用镇痛剂，呼吸衰竭者禁用。此外，应选择有效的抗生素静脉应用，辅以解痉、化痰等治疗。对严重的肺部感染导致的呼吸衰竭，应及时进行气管插管或气管切开，吸出肺部分泌物，并用呼吸机辅助呼吸。

22. 结直肠癌术后出现排尿困难如何治疗?

结直肠癌术后出现尿潴留时，可先试用膀胱区热敷、按摩，刺激排尿。病情允许时可改半坐或坐位。有时让患者听流水的声音可反射性引起排尿，也可使用针灸、理疗等方法。如上述方法均无效，建议患者插管留置导尿，解除尿潴留并使过度牵长的膀胱肌肉得到放松，尽快回复其收缩功能。用新斯的明等药物虽可促进膀胱肌肉收缩，有治疗尿潴留作用，但因其对心、肺、胃肠道有广泛影响，不宜用于心脏病、高血压、哮喘、肺气肿等患者。此外直肠癌经腹会阴联合切除术后，常规留置导尿可以预防术后排尿困难。

23. 结直肠癌肠梗阻如何治疗?

晚期结直肠癌发生肠梗阻可使患者出现体液和电解质紊乱，甚至出现重度营养不良的症状，严重影响患者预后。如出现急性肠梗阻，应尽早进行手术解除梗阻，根治肿瘤。

24. 结直肠癌肠穿孔如何治疗?

肠穿孔是结直肠癌常见的并发症之一，严重性仅次于肠梗阻。急性肠穿孔应尽早行肿瘤和穿孔病灶的切除。穿孔口有脓肿者可先引流脓肿，后行二期肿瘤切除吻合术。如穿孔无急性表现，可不必着急处理。

25. 结直肠癌肝转移如何治疗?

结直肠癌肝转移的发生率的确很高，但并不意味着这些患者只能进行姑息治疗，而是应该争取更加积极的治疗，尤其是手术切除治疗。在切除原来的癌肿后，肝转移癌也要尽量进行手术切除。

结直肠癌肝转移的治疗可分为手术治疗和非手术治疗。手术切除仍然是治疗结直肠癌肝转移首选的手段。对于同时性肝转移的治疗，原发灶可切除、肝转移灶亦可切除者，应争取一期切除原发灶和转移灶 。原发灶可切除、转移灶无法切除者，切除原发灶，行门静脉和肝动脉置管，术后经门静脉化疗 + 肝动脉栓塞化疗 + 全身化疗。原发灶和转移灶均无法切除者，酌情行姑息性手术，包括短路手术和造口术等，术后辅助化疗。

26. 结直肠癌肺转移如何治疗?

手术治疗是结直肠癌肺转移的有效治疗方法 。肺部是结直肠癌最常见的肝外转移部位，发生率为 10% ～ 25%，如果不加以治疗，患者中位生存时间不超过 10 个月，仅有 5% 的患者可以生存 5 年以上。

目前对于肺孤立转移灶，外科手术切除被认为唯一有效的治疗方法，只要肺转移灶可以完全切除，即使转移癌为多发，也建议进行手术治疗。

27. 结直肠癌肺转移的手术指征是什么?

2020 年 NCCN（美国国立综合癌症网络）对结直肠癌肺转移的手术适应证提出下列标准：①依据病变的解剖和侵犯范围可以完全地切除病变并且保留足够的肺功能；②原发癌已经被根治性切除；③可切除的肺外转移性病变并不是肺转移灶切除的绝对禁忌证；④部分患者肺转移灶的再次复发仍然可以考虑手术治疗。

28. 结直肠癌卵巢转移如何治疗?

结直肠癌发生卵巢转移的概率一般认为在 2% 左右，但是不同的肿瘤分期转移率差别很大。肿瘤可通过三条途径转移到卵巢。肿瘤细胞在侵犯大肠的浆膜层以后，因为卵巢与大肠相接近，肿瘤细胞就可以直接移动到卵巢表面形成种植转移，由此可以解释肿瘤侵犯的层次越深，卵巢转移发生率就会越高；肿瘤细胞通过淋巴管从大肠转移到卵巢；同样卵巢转移可能是血行转移的结果。

因为结直肠癌的卵巢转移在手术前难以与原发的卵巢癌相鉴别。对于不存在其他部位转移的卵巢转移应该积极进行手术治疗。手术方式可以是双侧附件切除或者全子宫 + 双侧附件切除。在手术后应该进行辅助化疗，必要时可以进行盆腔放疗。

29. 结直肠癌术后为什么会腹泻？如何预防腹泻？

结直肠癌患者切除肿瘤后经常会出现腹泻，有以下原因：①大肠癌手术因为切除部分肠段或大部分肠段，造成肠道的功能改变、肠黏膜损害、肠黏膜吸收面积减少，从而容易导致腹泻，这多为吸收不良性腹泻。②大多数结直肠癌患者术后需要常规化疗。化疗药物对肠壁产生直接的毒性作用，干扰了肠细胞的分裂，引起肠壁细胞坏死及肠壁广泛性炎症，造成吸收和分泌细胞数量之间的平衡发生变化，导致分泌过度，吸收面积减少而形成腹泻。③有些结直肠癌患者肿瘤切除术后需要常规进行放射治疗，在盆腔进行了放射治疗，常可直接引起肠黏膜的损害，发生放射性肠炎，继发肠黏膜萎缩和纤维化，引起急性渗出性腹泻。如果服用干扰素、格列卫等药物可致腹泻。

腹泻预防措施：饮食应选择易消化、高蛋白、高糖、低脂肪和低纤维素的食品。坚持少量多餐，进食温和性食物，避免食用刺激性、过敏性、高渗性食品以及过冷、过热、产气性食物，对乳制品敏感性强的患者禁用乳制品。腹泻易造成肛门或肛周皮肤损害，患者会出现皮肤糜烂、溃疡等，因此要定期清洗局部皮肤，便后用温水坐浴，局部涂搽防湿乳剂或氧化锌油等，使肛周皮肤清洁和干燥。

30. 复方嗜酸乳杆菌片为何能治疗结直肠癌术后腹泻？如何服用？

复方嗜酸乳杆菌片是一种以生物学途径调整肠道菌群的生物制剂，也是目前国内市场上唯一可常温保存的四联活菌制剂。本品通过补充益生菌，调节肠道蠕动，增强免疫，促进消化，发挥作用，具有四菌协同、胃肠同治等优点。经多年临床用药经验，推荐在肠镜检查一周内补充这种多联菌株益生菌，有助于快速恢复肠道菌群平衡。本品为复方制剂，每片含嗜酸乳杆菌 5×10^6 个，辅料为淀粉、蔗糖，用于肠道菌群失调引起的肠功能紊乱、急慢性腹泻、便秘、功能性消化不良、肠易激综合征、溃疡性结肠炎及小儿反复性腹泻、儿童消化不良等。

用法用量：口服。成人一次 1 ～ 2 片，一日 3 次。儿童用量请咨询医师或药师。

31. 美沙拉嗪肠溶片为何能治疗结直肠癌术后腹泻？如何服用？

美沙拉嗪肠溶片的主要成分为美沙拉嗪。美沙拉嗪的体外实验表明其对一些炎症介质（前列腺素、白三烯 B4、C4）的生物合成和释放有抑制作用。其作用机制是通过抑制血小板激活因子的活性和抑制结肠黏膜脂肪酸氧化，来改善结肠黏膜炎症。体外研究显示美沙拉嗪对肠黏膜前列腺素的含量有一定影响，具有清除活性氧自由基的功能，对脂氧合酶可能起到一定的抑制作用。本品口服后在肠道释放美沙拉嗪。美沙拉嗪到达肠道后主要局部作用于肠黏膜和黏膜下层组织。美沙拉嗪的生物利用度或血浆浓度与治疗效果无关。本品适用于溃疡性结肠炎的急性发作和维持治疗、克罗恩病急性发作。

用法用量：①口服。常用剂量为 1.5g/d，对于 0.25g 片，一次 2 片，一日 3 次。②如果治疗剂量大于 1.5g/d，尽可能服用 0.5g 片。③每次服用时，应在早、中、晚餐前 1 小时，并整片用足够的水送服；疗程请遵医嘱。

32. 结直肠癌术后会影响性生活吗?

结直肠癌患者术后普遍存在着性生活对身体有害的误解，但其实，正常性生活的体力消耗对机体无害。医生对术后正常的性生活多采取鼓励的态度。这样可使患者逐步恢复术前的生活模式。

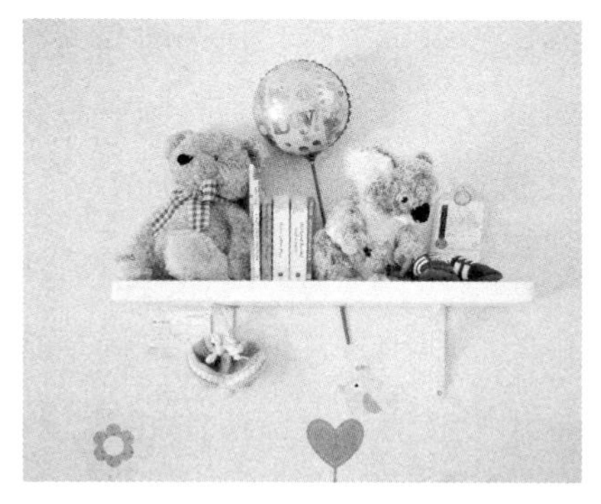

性生活并不是单纯的生活学行为，它是一种活力的表现，愉悦的性生活可使人精力充沛，充满自信，还是维系家庭正常生活的重要纽带。失去这种与配偶间的正常联系，无疑会给双方带来身心痛苦，不利于家庭的和睦稳定。

刚刚经历结直肠癌手术的患者由于体力尚未恢复，对性生活的兴趣往往减弱，待患者体力完全恢复并可从事日常活动时，则应逐渐恢复性生活。可根据患者性生活后的疲劳度调整频次，逐渐达到术前的水平，并通过调整性交的体位和时间等方法来减少患者的体力消耗。

33. 直肠癌术后为什么会出现性功能障碍?

（1）在直肠癌手术中，支配性器官的神经邻近直肠。这些神经可能被损伤而导致性功能障碍。男性主要表现为阴茎勃起障碍和射精障碍，女性主要表现是性高潮的减弱或消失。

（2）手术损伤造成的性功能障碍是器质性的，药物和心理治疗很难奏效。损伤的程度较轻，患者术后 3 个月至半年内部分或完全恢复。直肠癌患者，特别是青年男性患者在手术前就应当对此有充分了解。

（3）腹部结肠造口对术后性生活中的双方无疑会产生不良的心理压力，担心被配偶拒绝的自卑感甚至恐惧，担心性生活中粪便外溢会使性生活变得缺乏情趣，造口处受压迫引起的疼痛等。所有这些均可使患者的性能力下降。

（4）术后化疗及放疗均可使患者全身衰弱无力。某些药物，如降血压药、安定类药等均可引起性欲减退。

34. 直肠癌术后出现性功能障碍如何治疗?

直肠癌术后性功能障碍可以进行心理治疗。它既适应于心理性性功能障碍，也适应于器质性性功能障碍，是其他各项治疗的基础。确立自信是患者首先需要解决的心理问题。要知道当身体从手术中完全康复后，如没有神经损伤等器质性原因，患者均有能力进行正常的性活动。偶尔的失败并不说明自己的性能力已经丧失。此时患者的配偶的体贴、理解和爱护对患者有很大的心理安慰和支持作用。

对有器质性损伤的男性患者，勃起功能障碍可通过某些辅助方法来完成性生活。如性生活时向阴茎海绵体内注射药物可获得满意的勃起，但必须在医师的指导下使用。此外，还可通过手术方法在阴茎内注入硅胶假体或负压体，在其支撑下完成性交。女性患者因阴道干涩导致性交疼痛时，可使用专用润滑剂。

35. 结直肠癌术后为什么会复发?

相信有很多人都有这样或那样的疑惑，为什么肿瘤手术切除后会复发？恶性肿瘤细胞是一种不受免疫系统控制，可以无限制生长繁殖的细胞。正是因为这一点，我们需要对恶性肿瘤进行切除，并且希望将体内所有的肿瘤细胞都清出。为了尽可能地减少漏网的肿瘤细胞，肿瘤切除要求切除后的边缘没有肿瘤细胞，但是恶性肿瘤细胞有侵袭性，可以侵犯周围脏器，并且到处“生根发芽”。结直肠癌的细胞可以在肝脏中被发现。这是癌细胞通过血液转移的结果。肿瘤细胞常会生长过快，导致局部营养不足，部分细胞脱落，通过血管和淋巴管转移到别的脏器。

对于手术的医生来说，通常可以直观地看到肿块，但是他们并不能看到脱落的细胞，所以最后的手术效果还要取决于肿瘤的局限程度和转移风险。通常医生会通过 B 超、CT 等影像学检查手段来判断患者肿瘤转移的风险，并决定最后的手术方式和辅助治疗手段。一旦发现肿瘤复发或转移，尽早地介入干预仍可延长患者的寿命。

36. 结直肠癌药物治疗的原则是什么？

药物治疗的原则是要明确治疗目的，明确患者属于术前治疗、术后辅助治疗或者姑息治疗；必须及时评价疗效和不良反应，并根据具体情况进行治疗目标和药物及剂量的调整。重视改善患者生活质量及合并症处理，包括疼痛、营养、精神心理等。

37. 结直肠癌手术治疗后一定要化疗吗？

不一定。早期结直肠癌手术切除率较高，病变较早期，一般不用化疗。因为化疗会用到具有强烈毒性的化学药物，对人体免疫系统会造成严重损害，故此时结直肠癌患者术后应加强免疫力，可以考虑癌症细胞免疫疗法。这种疗法对隐形癌细胞有抑制作用，起到防止复发的作用，还能提高患者免疫力，修复受损免疫系统。中、晚期结直肠癌手术切除多为姑息性的局部切除，化疗是较为有效的辅助治疗方法，短期疗效显著，可缓解手术切除后复发转移概率。联合化疗比单纯手术治疗或单纯化疗效果要好。

38. 哪些结直肠癌需要化学治疗?

早期结直肠癌根治术后原则上不需要化学治疗，以下情况可以使用化学治疗。结直肠癌恶性程度高，血管内有肿瘤细胞团块或淋巴结转移，多发病灶。癌灶浸润深至肌层以下的进展期结直肠癌术后需联合化学治疗。晚期结直肠癌不能手术者，即施以化学治疗为主的综合治疗。化学治疗不仅可以用于结直肠癌手术前、无法手术根治、术后复发而又无法进一步手术的患者，而且还可以用于放疗后的巩固治疗或手术及放疗后复发转移的患者。

39. 什么是新辅助化疗?

术前化疗又称新辅助化疗，是结直肠癌辅助化疗的新发展。在欧洲，结直肠癌行新辅助化疗得到众多医疗中心的认同。结直肠癌在术前行直线加速器适型放疗 2Gy / 次，5 次 / 周，总剂量 46Gy，同时辅以 5-Fu（5- 氟尿嘧啶）为基础的化疗，如 FOLFOX6 方案、MAYO 方案 2 ～ 4 个疗程，术后再辅以化疗。术前化疗能使直肠癌体积缩小，达到降期作用，从而提高手术切除率及降低局部复发率。多中心、随机、大样本资料显示新辅助化疗对结直肠癌的治疗是有益的。

40. 结直肠癌常用的化疗药物分哪几类?

结直肠癌的主要治疗手段是外科手术切除。但由于相当一部分患者手术切除后仍会出现复发及远处转移，部分患者在诊断的初期就已是晚期，已失去手术切除的机会。因此药物治疗仍是结直肠癌治疗中不可缺少的重要手段。

常见的结直肠癌化疗药物有抗代谢药、植物来源的抗肿瘤药、铂类药物、抗肿瘤抗生素及分子靶向治疗药物。目前常用的化疗药物如下。

（1）5-氟尿嘧啶：至今仍然是治疗结直肠癌的首选药物，5-Fu/CF 联合治疗是最基础的治疗方案。

（2）卡培他滨：是新一代口服选择性肿瘤激活抗肿瘤药，是目前最具有活性的口服氟嘧啶类药。

（3）伊立替康：单药用于 5-Fu 治疗失败的晚期结直肠癌患者治疗，与 5-Fu/LV 联合治疗对晚期结直肠癌治疗疗效具有明显的优势。

（4）奥沙利铂：是第三代铂类抗癌药。其与 5-Fu 联合应用具有协同作用。奥沙利铂 /5-Fu/LV 在直肠癌治疗中有重要作用。目前此联合化疗方案是治疗晚期直肠癌的一、二线方案及术后辅助化疗的标准方案。FOLFOX 方案为其代表方案。

（5）雷替曲特：为胸苷酸合成酶抑制剂，已作为第一个选择性的胸苷酸合成酶抑制剂。

（6）雷替曲塞：是一种胸腺合成酶抑制剂，属于一种喹唑啉叶酸盐类似物。

（7）此外，还有呋喃氟尿嘧啶、优福定（UFT）、环磷酰胺、双氯乙亚硝脲、环己亚硝脲及甲环亚硝脲等。

41. 结直肠癌患者的口服治疗药物有哪些?

结直肠癌常用的口服药物有替吉奥胶囊、卡培他滨（希罗达）、喃氟啶（FT–207）、优福定、脱氧氟尿苷（氟铁龙）等。

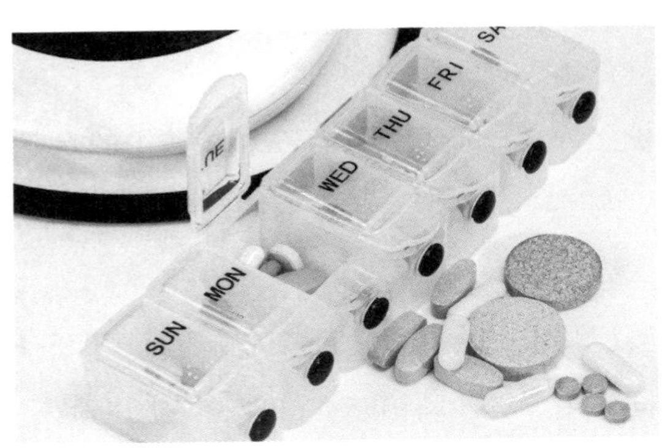

42. 维康达为何能治疗结直肠癌？如何服用？

维康达又名替吉奥胶囊，为国内首创，具有高效、低毒、方便等优点。本品为复方制剂，组分为替加氟、吉美嘧啶及奥替拉西钾，适用于不能切除的局部晚期或转移性结直肠癌、胃癌等。

用法用量：①单独用药：通常应按体表面积计算成人首次给药剂量的基准量（1 次剂量），一天 2 次，于早饭后和晚饭后各服 1 次，连服 28 天，之后停药 14 天。此为一个周期，可以反复进行。②联合用药：口服替吉奥胶囊 $80mg/m^2/d$，一天 2 次，于早饭后和晚饭后各服 1 次，连服 14 天，停药 7 天；顺铂：75mg/m^2，分 3 天静脉滴注（第 1、2、3 天）。每 3 周为 1 个周期，应至少进行 2 个周期的治疗。基于二氢嘧啶脱氢酶（DPD 酶）在人群中表达的差异，建议开始应用时不管体表面积，先给予 40mg，一天 2 次，给药一周后根据患者临床反应选择增减剂量或停用该药，避免出现因 DPD 酶缺乏而导致的严重不良事件。

43. 希罗达为何能治疗结直肠癌？如何服用？

希罗达又称卡培他滨，主要成分为卡培他滨。适用于：①结肠癌辅助化疗。卡培他滨适用于 DukesC 期、原发性肿瘤根治术后并仅接受氟嘧啶类药物治疗的结肠癌患者的单药辅助治疗。②结肠直肠癌。当转移性结直肠癌患者首选单用氟嘧啶类药物治疗时，卡培他滨可用作一线化疗药。③乳腺癌联合化疗。卡培他滨可与多西紫杉醇联合用于治疗含蒽环类药物方案化疗失败的转移性乳腺癌。④乳腺癌单药化疗。卡培他滨亦可单独用于治疗对紫杉醇及含蒽环类药物化疗方案均耐药，或对紫杉醇耐药和不能再使用蒽环类药物治疗的患者。⑤胃癌。卡培他滨适用于不能手术的晚期或者转移性胃癌的一线治疗。

用法用量：卡培他滨的推荐剂量为口服 1250mg/m^2，每日 2 次口服（早晚各 1 次，等于每日总剂量 2500mg/m^2），治疗 2 周后停药 1 周，3 周为一个疗程；至少持续 8 个疗程，覆盖时间要超过 6 个月方为标准治疗。卡培他滨片剂应在餐后 30 分钟内用水吞服。已知对卡培他滨或其任何成分过敏者禁用。

44. 结直肠癌患者静脉用化疗药物有哪些?

结直肠癌患者静脉用化疗药物有 5- 氟尿嘧啶（5-Fu）、亚叶酸钙（CFor LV）、草酸铂（L-OHP）、伊立替康（CPT-11）、Raltitrexed（Tomudex，ID1694，拓优得）、羟基喜树碱（HCPT）、丝裂霉素（MMC）。

45. 结直肠癌常用化疗方案有哪些?

结直肠癌术后常规化疗一般持续 6 周期，时间 6 个月左右，具体用药剂量及时间调整应根据患者具体情况制定具体方案。目前国内各医院治疗结直肠癌的常见化疗方案有以下几种。

（1）MFC 方案：5- 氟尿嘧啶 500mg，丝裂霉素 4mg，阿糖胞苷 50mg，联合应用，第 1 ～ 2 周，每周静脉注射 2 次，以后每周 1 次，8 ～ 10 次为一疗程。化疗的毒性症状除胃肠道反应外，还可见骨髓抑制，须密切观察。

（2）Mayo Clinic 方案：亚叶酸钙 +5- 氟尿嘧啶，静脉推注，用药 5 天，28 天为一周期。

（3）De Gramont 方案：亚叶酸钙 +5- 氟尿嘧啶，用药时间为 2 天，亚叶酸钙静脉滴注第一天和第二天；5- 氟尿嘧啶静脉推注后续以持续静脉泵入 22 小时第 1 天和第 2 天，14 天为一周期。

（4）FOLFOX 方案：奥沙利铂 + 亚叶酸钙 +5- 氟尿嘧啶，用药时间为 2 天，奥沙利铂、亚叶酸钙静脉滴注第 1 天和第 2 天；5- 氟尿嘧啶静脉推注后续以持续静脉泵入 22 小时第 1 天和第 2 天，14 天为一周期。

（5）FOLFIRI 方案：伊立替康 + 亚叶酸钙 +5- 氟尿嘧啶，用药时间为 2 天，伊立替康静脉滴注第 1 天，亚叶酸钙静脉滴注第 1 天和第 2 天；5- 氟尿嘧啶静脉推注后续以持续静脉泵入 22 小时第 1 天和第 2 天，14 天为一周期。

（6）XELOX 方案：奥沙利铂 + 卡培他滨，奥沙利铂静脉滴注第 1 天，卡培他滨口服第 1 天到第 14 天，21 天为一周期。

46. 结直肠癌联合化疗方案有哪些?

结直肠癌联合用药化疗方案包括FOLFOX4方案、FOLFOX6方案、贝伐单抗/FOLFIRI方案和西妥昔单抗/FOLFIRI方案等。

47. 结直肠癌的化疗方法有哪些?

结直肠癌化疗方法有全身静脉化疗、动脉灌注化疗、门静脉灌注化疗、淋巴内化疗、腹腔化疗。

48. 复发或是转移性结直肠癌患者化疗药物有哪些?

目前，治疗复发或转移性结直肠癌使用的化疗药物有5-Fu/LV、伊立替康、奥沙利铂、卡培他滨。靶向药物包括西妥昔单抗（推荐用于K-ras、N-ras、BRAF基因野生型患者）、贝伐珠单抗和瑞戈非尼。

49. 化疗药物可引起哪些不良反应?

化学治疗所引发的不良反应，与化学治疗所使用的药物种类、剂量及患者体质有密切的关系。化疗药物有较强的毒性，对人体免疫系统会造成严重的损伤，引起一系列的不良反应。主要不良反应如下。

（1）恶心、呕吐是最常见的胃肠道副反应。托烷司琼等联合地塞米松在化疗前应用可明显地减少恶心、呕吐的反应。

（2）腹泻是较为常见化疗副反应，特别是应用伊立替康的患者。若出现较严重的腹泻，则须中断治疗。应用止泻药物及积极补液，给予易蒙停等治疗。

（3）骨髓抑制血液中各种成分减少，出现中性粒细胞下降，中性粒细胞下降后的主要危险是感染，给予粒细胞集落刺激因子等升白细胞治疗。

（4）周围神经炎主要为奥沙利铂的副反应。

（5）在化疗过程中可能会出现的不良反应还有肺毒性和肝功能异常，严重的肺毒性者主要表现在呼吸困难；肝脏是人体重要的解毒器官，化疗的过程中肝功能可能会出现一定的异常。

50. 结直肠癌患者化疗过程产生不良反应如何处理?

患者化疗期间的不良反应在可耐受范围内，只需要进行对症治疗。如果不良反应较为严重，可以考虑化疗药物减量甚至停药，待情况稳定再考虑进行化疗。若患者无法耐受化疗，应及时考虑终止化疗。

51. 结直肠癌患者的分子靶向治疗药物有哪些?

结直肠癌分子靶向治疗药物有贝伐单抗、西妥昔单抗等。

52. 哪些结直肠癌患者适用于腹腔化疗?

结直肠癌腹腔内化疗的适应证为已有散在腹膜微小转移结节，仅能切除原发癌灶的姑息性手术者；手术后腹腔复发和肝转移不能再手术或再手术者；腹腔广泛癌转移灶或大体积恶性肿瘤侵犯周围器官仅能行姑息性细胞减积术者；结直肠癌伴恶性腹水者。

53. 哪些结直肠癌患者不适用于腹腔化疗？

已有肺、脑和骨骼等远外转移，有严重的心血管系统疾病以及肝肾功能不全者，不适宜腹腔化疗。另外，因为抗肿瘤药物的穿透力有限，腹腔化疗对中小体积的腹膜转移癌有效，而对大于 5cm 的腹膜转移腺癌疗效差。

54. 诱导性腹腔化疗常适用于哪些结直肠癌患者？

诱导性腹腔化疗（IIPC）常用于结直肠癌术后腹腔复发转移肿瘤患者。

55. 盆腔热灌注化疗常适用于哪些结直肠癌患者？

盆腔热灌注化疗（PHC）适于直肠癌无腹膜和肝转移者。

56. 结直肠癌患者腹腔化疗的并发症有哪些？

腹腔化疗的药物本身可以引发并发症，分为急性和慢性。急性并发症有消化道反应、骨髓抑制、器官功能降低、化学性腹膜炎等；慢性并发症主要有肠粘连、肠梗阻、慢性腹痛等，有时慢性并发症与手术所致以及肿瘤复发不易区别。急性并发症的发生率与选用的药物种类及其剂量、化疗药的浓度有关。腹腔内置管的并发症有肠穿孔、出血、肠梗阻、导管堵塞、感染和腹痛等。最常见的是导管堵塞。

57. 结直肠癌介入化疗的适应证有哪些?

不能手术的晚期结直肠癌患者，也可给予放疗、冷冻结合治疗，以提高疗效，延长生存期。结直肠癌手术切除前后，为减少手术出血和缩小切除范围，提高手术切除率，预防复发及提高手术治疗效果，可采用动脉插管化疗进行诱导化疗和强化治疗。对结直肠癌肝转移患者或手术后预防肝转移的患者，采用动脉灌注都有很好的疗效。

58. 结直肠癌介入化疗的禁忌证有哪些?

不适于动脉插管及血管造影者，一般情况较差，有感染者，心、肝、肾功能严重障碍者，不宜行动脉插管化疗。早期结直肠癌患者，手术能完全切除，无须动脉插管化疗。

59. 结直肠癌介入化疗的临床常用药物有哪些?

结直肠癌对化疗药物的敏感性较差，很多化疗药对结直肠癌疗效偏低。用于结直肠癌介入化疗的常用药物有 5–Fu、MMC、HCPT、L–OHP、CPT–ll 等，目前 5–Fu 仍为治疗结直肠癌疗效较高的首选药物。L–OHP 及 CPT–11 为近年广泛应用于治疗结直肠癌的药物，对 5–Fu 耐药的患者也有较好疗效。

60. 什么是直肠癌的放射治疗?

放射治疗（放疗）就是利用射线聚焦至肿瘤部位，将肿瘤细胞杀灭的方法，主要用于直肠癌和肛管癌。其作为直肠癌综合治疗的一个重要手段，因高能射线治疗机的出现及放射治疗技术的提高，而得到了重新认识和进一步研究。直肠癌放疗分术前、术中、术后三种方式。

61. 直肠癌放疗的作用是什么？有几种方式?

直肠癌放射治疗的临床作用主要是主要是术前降期、术后减少局部复发等。

直肠癌的放射的综合治疗，包括术前放射、术中放射、术后放射、“三明治”放疗等，各种不同的综合治疗有其不同的特点。对晚期直肠癌，尤其是局部肿瘤浸润到附近组织以及有外科禁忌证患者，应用姑息性放射亦常有较满意的疗效。

（1）术前放射：提高手术切除率，减少淋巴结受侵和远处转移，减少局部复发率，提高生存率。

（2）术中放射：为了提高肿瘤组织的照射剂量及减少正常组织的不必要照射，近年来有报道采用术中直视下放射治疗。

（3）术后放射：减少局部复发率，提高生存率。术后放疗患者5年生存率比单纯手术有明显提高。

（4）“三明治”放疗：为了充分发挥术前放射和术后放射的优势，并克服两者的不足，采用术前放射－手术－术后放射的方法，称“三明治”放疗。

62. 直肠癌放疗的适应证有哪些？

新辅助/辅助治疗的适应证主要针对Ⅱ～Ⅲ期直肠癌；术前长程同步放化疗结束推荐间隔5～12周接受根治性手术，短程放疗（25Gy/5次）联合即刻根治性手术（放疗完成后 1 ～ 2 周内）可推荐用于 MRI 或超声内镜诊断的局部进展期直肠癌；姑息性治疗的适应证为肿瘤局部区域复发和（或）远处转移。对于某些不能耐受手术或者有强烈保肛意愿的患者，可以试行根治性放疗或放化疗。

63. 直肠癌围手术期如何选择放疗?

放射治疗主要用于直肠癌。直肠癌术后盆腔、吻合口、会阴部等局部复发相当常见。Ⅱ期患者术后局部复发率可达 20% ～ 40%，Ⅲ期患者则可高达 40% ～ 70%。大多数的研究发现术前或术后放疗可明显减少局部复发，一般Ⅱ期和Ⅲ期患者都需要给予局部放疗。其适应证如下：术前放疗适合于肿瘤固定（T4 期）或直肠中部的肿瘤；术后放疗适合于任何 T2 期以上的病灶；术中放疗适合于 T4 期直肠肿瘤，与周围组织固定，术后骶前区或一侧盆腔内复发者。

64. 哪些直肠癌患者不能进行放疗?

严重消瘦、贫血者；经治疗不能缓解的严重心肾功能不全者；严重感染或脓毒血症者；局部不能忍受再次放疗者；白细胞计数小于 $3 \times 10^9/L$，血小板小于 $70 \times 10^9/L$，血红蛋白小于 80g/L 者，一般不建议放疗。

65. 如何选择直肠癌的放疗方式?

（1）可完全切除的直肠癌：①选择先行术前放疗，再手术切除；②先手术，术后再追加包括放疗在内的综合治疗；③局部手术切除后，联合放疗减少盆腔复发。

（2）不可完全切除或复发的直肠癌：术后联合行放疗。

（3）患者拒绝手术或身体条件不允许外科手术：行姑息性放疗。

66. 放疗并发症的发生与哪些因素有关?

放疗并发症的发生与照射体积、分割方式、总剂量、射线能量、放疗技术等因素有关。

67. 放疗的不良反应有哪些?

常见的放疗急性不良反应为腹痛、腹泻、里急后重、食欲不振、恶心等。其中以腹泻最常见，与化疗同时联合应用时发生率会显著加重。晚期不良反应发生在放疗结束 6 个月后，可有单纯肛门炎，直肠出血，会阴瘢痕硬化，小肠梗阻、粘连、穿孔，多数不须行外科手术治疗，多数可随时间逐渐减轻，另外可通过对症处理减轻症状。

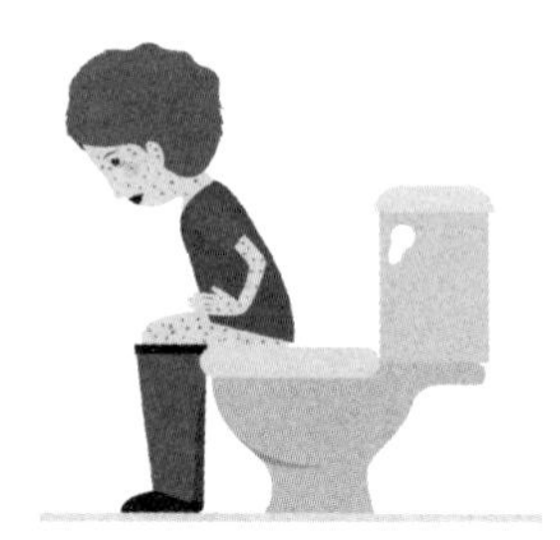

68. 姑息性放疗有什么益处?

姑息性放疗就是使用射线照射的方法杀死部分癌细胞，虽不能完全杀死所有的癌细胞，但可以缓解疼痛，缓解肿瘤的压迫症状，可以控制远处转移灶的进一步发展，从而延长患者的生存时间。

69. 直肠癌患者需要做保肛手术治疗吗?

目前直肠癌患者基本都可以行保肛手术治疗。这也是改善患者术后生活质量的重要手段。但是，若直肠癌局部情况严重，特别是肿瘤已经浸润到肛门周围的功能肌肉时，就不得不选择切除肛门，再做肠造口。

70. 哪些患者可以进行保肛手术治疗?

（1）肿瘤下缘距肛缘 5.5cm 以上直肠中、下段癌（如肛管长约 3cm）。

（2）早期癌肿直径＜ 3cm。

（3）对于局部晚期，可能已经累及肛门周围肌肉的患者，患者坚决拒绝切除肛门，则可以酌情考虑保肛手术。

（4）已有远处转移，而局部病灶仍可根治切除。

（5）接近肛管部癌，坚决拒绝行 Miles 术，可考虑保肛手术。

71. 哪些患者不适于进行保肛手术治疗?

直肠癌的肿瘤组织已经明确累及肛门周围肌肉者，不宜行保肛手术。

72. 什么是人工肛门?

肠造口手术俗称为“人工肛门”手术，是外科常见的一种手术方式，是指因治疗需要，外科医生先在患者腹壁上做一个开口，随后将一段肠管拉出腹腔外，并将肠管开口固定在腹壁上，从而使肠道内容物经过“人工肛门”排出，收集在一个塑料或橡胶的袋子中，达到排出粪便、缓解远端肠段压力、转流粪便的作用。

73. 人工肛门真的那么可怕吗?

直肠癌患者采取手术治疗能否保留住肛门，主要取决于肿瘤的部位、性质等。医生首先关注的是患者的生存问题，在此前提下，才能考虑如何提高患者的生存质量，所以，医生对一些患者采取切除肛门，在下腹部造一个人工肛门的方法，也是从患者的根本利益着想，是不得以而为之。尤其是当患者的肿瘤较大，直径大于 3cm，小于 6cm，距肛缘较近，恶性程度又较高，属黏液腺癌或未分化癌，则必须要切除肛门，并在左下腹部造一个永久性人工肛门。提到造人工肛门，患者的顾虑很大，想到自己以后不能和正常人一样通过生理通道而是通过腹部的人工肛门将粪便排出，心理上的负担很重，加之术后开始阶段多为稀便，会由于处理不当而带来一些令人尴尬的麻烦，因此从心理上很难接受它。其实，患者一般术后 3 个月逐渐开始排成形便，术后 6 ～ 12 个月后可形成定期排便。同时，患者可以参加各种跳舞、游泳等活动。

因此，人工肛门并不可怕。

74. 肠造口有哪几种类型?

根据造口目的分为永久性造口和临时性肠造口，永久性肠造口主要应用于低位直肠癌行腹会阴联合切除术，主要针对无法进行保肛手术的患者，需要永久改道以达到排出粪便的目的。而临时性肠造口主要应用于直肠癌切除后，以降低吻合口瘘、感染等发生率，提高术后恢复的效果。

结肠造口按照其造口位置不同可以分为盲肠造口术，横结肠襻式造口术、乙状结肠襻式造口术、乙状结肠双管造口术及隐性结肠造口术。

75. 什么情况下需要进行肠造口手术?

在通常情况下，有以下三种情况时需要进行肠造口手术。

（1）直肠癌腹会阴联合切除术：腹会阴联合切除后结肠造口是不能还纳的。

（2）保护性的转流性肠造口：又称为预防性肠造口。这种肠造口在手术后 3 ～ 6 个月就可以还纳，一般来讲，如果需要进行术后放疗或化疗，需要在放化疗结束后再行肠造口还纳手术。

（3）结肠梗阻手术后：如果癌肿比较大，出现肠梗阻的症状，需要进行急诊的结肠切除手术，一般在术后数月确实没有肿瘤复发时可以进行还纳手术。

76. 肠造口手术的主要并发症有哪些?

结肠造口在术中若处理不当，在术后易发生并发症，常见的有如下几种。

（1）造口缺血性坏死：末端肠造口缺血性坏死比襻式造口多见，坏死原因多由于术后其他并发症所致，影响了结肠血液循环。

（2）造口回缩：双腔结肠造口发生回缩的机会多，常因结肠游离不充分、结肠短、外置结肠有张力或过早去除支持架而发生。

（3）造口处穿孔：穿孔多在结肠缝合于腹壁处、结肠附着固定与游离交界处。

（5）造口脱垂：多发生于游离性大的横结肠处，附着于后腹壁之降结肠部位发生率低，故襻式横结肠造口较末端乙状结肠造口多 10 倍。

（6）造口出血：通常在术后 48 小时内发生，一般不会造成严重后果。渗出性出血多源于静脉或毛细血管，用 1 ∶ 1000 肾上腺素浸润的药棉敷在造口肠管上即可止血。

（7）造口旁疝：即小肠从结肠旁掩出。

77. 肠造口对患者生活影响大么？

目前肠造口的技术成熟，无论对于哪种造口的患者，经过良好的造口生活护理指导，均可以恢复正常的生活。经肠造口排便与正常排便方式相比尽管有所不同，患者心理能够接受造口后，普遍可以达到较好的生存状态。

78. 结直肠癌的免疫治疗有哪些？

结直肠癌的免疫治疗包括：①肿瘤疫苗治疗；②过继性细胞免疫治疗，如 CTL（细胞毒性 T 淋巴细胞）、NK 细胞、巨噬细胞、淋巴因子激活的杀伤细胞和肿瘤浸润性淋巴细胞等都在杀伤肿瘤细胞中起作用；③单克隆抗体治疗；④免疫调节剂治疗，如卡介苗、IL–2（白介素 –2）、左旋咪唑、白喉类毒素、OK432 等。

79. 结直肠癌的生物治疗包括哪些方法?

生物治疗包括免疫治疗和基因治疗，是继化疗和放疗之后，结直肠癌的又一种辅助治疗手段。其优势是有效清除手术、放化疗后残余的癌细胞及微小病灶，预防复发和转移；减少放化疗不良反应，增强放化疗疗效；可延长患者的生命、提高患者的生存质量。

80. 什么是肿瘤特异性免疫治疗?

特异性免疫治疗是指通过向体内注射肿瘤疫苗、单抗耦联物或免疫活性细胞（如肿瘤浸润淋巴细胞），激发机体自身产生针对某一肿瘤抗原的免疫能力。

81. 肿瘤特异性免疫治疗的优点是什么?

这种免疫治疗方法的优点是具有肿瘤特异性，针对性强，可以进行个体化治疗，而且具有免疫记忆性。

82. 什么是肿瘤基因治疗?

肿瘤基因治疗是应用理化方法或病毒介导的 DNA 转移技术，将功能正常的基因去置换或增补缺陷基因，或将新的基因转移至靶细胞内使其安全、有效地发挥抑制肿瘤作用，达到治疗肿瘤的目的。与结直肠癌密切相关的抑癌基因主要有 p53、APC、p16 等。临床常用的细胞因子有重组人白介素 –2、干扰素、肿瘤坏死因子等。

83. 结直肠癌腹腔镜手术治疗的特点有哪些?

腹腔镜手术是一种新型的微创手术方式。结直肠癌腹腔镜手术具有手术视野清晰，对机体创伤小、干扰少，术后恢复快，并发症少，康复快，可同时检查和治疗等特点。研究显示腹腔镜手术五年生存率或无瘤生存率高于传统开腹手术患者。由于国内开放和腔镜技术水平不一致，部分地区开放技术已经相当高，加之腹腔镜设备昂贵、操作复杂，对医师技术要求较高，故建议患者去大型医院进行治疗。

84. 结直肠癌肝转移手术的适应证和禁忌证有哪些？

肝转移灶手术的适应证：①结直肠癌原发灶能够或已经根治性切除；②肝转移灶可切除，且肝功能良好；③患者全身状况允许，没有的肝外转移病变或仅为肺部结节性病灶。

肝转移灶手术的禁忌证：①结直肠癌原发灶不能取得根治性切除；②出现不能切除的肝外转移；③预计术后残余肝容积不够；④患者全身状况不能耐受手术者。

85. 不可切除的结直肠癌肝转移如何综合治疗？

对于无法切除的结直肠癌肝转移的综合治疗包括全身治疗和介入化疗、分子靶向治疗以及针对肝脏病灶的局部治疗，如射频消融、无水酒精注射、放射治疗等，治疗方案的选择应基于对患者治疗前的精确评估。

86. 无法切除的结直肠癌肝转移分子靶向治疗药物有哪些？

目前认为化疗联合应用靶向分子药物治疗是提高肝转移灶切除率的最有前景的治疗方法，常用的药物有西妥昔单抗、贝伐珠单抗。

87. 结直肠癌肝转移消融治疗方法有哪些?

结直肠癌肝转移消融治疗包括射频消融、微波消融。射频消融术使用方便，安全性好，目前可作为化疗无效后的治疗选择或肝转移灶术后复发的治疗。

88. 结直肠癌肝转移还有哪些其他的治疗方法?

结直肠癌肝转移除了手术、放化疗外，还包括无水酒精瘤内注射、选择性内放射和中医中药治疗等方法。

89. 结直肠癌肺转移的综合治疗包括哪些?

结直肠癌肺转移综合治疗包括全身系统药物治疗、根治性局部治疗［如R0手术切除、立体定向放射治疗（SBRT）、消融术等］及局部姑息性治疗。

90. 结直肠癌肺转移消融治疗的适应证有哪些?

根治性消融是指通过消融治疗使局部肿瘤组织完全坏死，有可能达到治愈效果。对于结直肠癌肺转移病灶，单侧肺病灶数量≤ 3 个（双侧肺病灶数量≤ 5 个），多发转移灶的最大直径≤ 3cm，单侧单发转移灶的最大直径≤ 5cm，且无其他部位转移可考虑局部消融治疗。对于双侧肺转移病灶，不建议双侧同时进行消融治疗。

91. 结直肠癌肺转移消融治疗的禁忌证有哪些?

消融治疗的禁忌证包括：①病灶周围感染性及放射性炎症控制不佳者，穿刺部位皮肤感染、破溃；②严重的肺纤维化，尤其是药物性肺纤维化；③有严重出血倾向、血小板少于 60×10^9/L 和凝血功能严重紊乱者，抗凝治疗和（或）抗血小板药物应在经皮消融前至少停用 7 天；④消融病灶同侧恶性胸腔积液；⑤肝、肾、心、肺、脑功能严重不全者，严重贫血、脱水及营养代谢严重紊乱且无法在短期内纠正或改善者，严重全身感染，体温＞ 38.5℃者；⑥ ECOG（东部肿瘤协作组）评分＞ 3 分；⑦置入心脏起搏器的患者不建议使用射频消融。

92. 结直肠癌肺转移的手术方式有哪些?

手术治疗是结直肠癌肺转移有效的治疗方法，手术方式为楔形切除，其次为肺叶切除、肺段切除。纳米激光切除适用于多部位或转移瘤位置深在的患者。肺转移灶复发率高，如复发病灶可切除，条件合适的患者可进行二次甚至多次切除，能够有效延长患者生存期。

93. 结直肠癌腹膜转移的治疗方法有哪些?

结直肠癌腹膜转移的常用治疗方法有肿瘤细胞减灭术（CRS）、腹腔热灌注化疗（HIPEC）（选择开放式或闭合式腹腔热灌注化疗）、CRS + HIPEC 联合全身治疗是目前的标准疗法，全身治疗包括化疗和（或）靶向治疗。

94. 结直肠癌患者怀孕了如何治疗?

妊娠可以促使癌症的复发和转移，也给治疗带来了很多困难，影响疗效。有些患者是在确诊结直肠癌的同时已经怀孕，这时应迅速中止妊娠，保护孕妇，及早治疗癌症。治疗孕妇结直肠癌，在妊娠早期和中期应先中止妊娠，然后行病灶广泛切除术。妊娠33周后，可先行引产或剖腹产，后行根治术。妊娠足月或分娩期，应待阴道分娩或剖宫产后再行根治术。患直肠前壁癌时，禁忌阴道分娩，因可能发生分娩梗阻或分娩后出血。在妊娠任何阶段内如直肠癌合并梗阻、穿孔、严重出血症状时可以不考虑妊娠，局部施行手术。

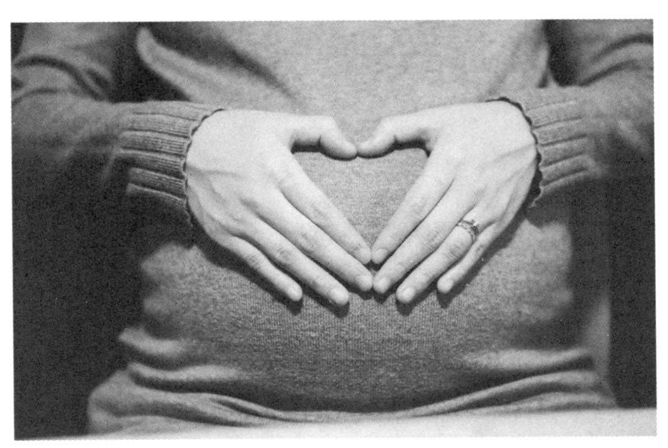

95. 早期结直肠癌如何手术治疗？

早期结直肠癌的手术方式主要根据病变的部位、范围、大小、深度、分化程度及无转移等来进行。如限于黏膜层，有蒂肿瘤恶变，可在内镜下摘除；对于黏膜层无蒂息肉型或扁平隆起型，可经肛门或经肛门括约肌做局部切除或局限肠段切除（经腹部）。如恶性度高，病变范围大而又未能判定有无深层扩散或淋巴转移者，则必须行根治性切除。

96. 年轻人结直肠癌如何治疗？

年轻人结直肠癌的治疗与中老年结直肠癌相似，仍以手术治疗为主，但只有近半数的患者能做根治性切除。对于不能做根治性手术的患者，若能辅以术前、术中放疗，则可能提高手术切除率。

97. 老年人结直肠癌该如何治疗？

对老年人结直肠癌，只要患者情况许可，应尽量给予根治性切除，其远期疗效不错。

对老年人结直肠癌手术的选择，首先应考虑尽可能切除原发肿瘤，即使肿瘤已引起梗阻，也应争取一期切除原发肿瘤，近端结肠造口（Hartmann 手术）。如患者情况好，还可考虑二期吻合，对病变距肛缘小于 6cm 者，则需作 Miles 手术。如患者情况欠佳，则以 Hartmann 手术为宜，因 Miles 手术危险性较大。

98. 结直肠癌手术前如何进行肠道准备？

除常规的术前准备外，肠道准备包括肠道清洁、饮食控制和应用抗生素三个方面。

（1）饮食控制：如无结肠梗阻，手术前三天进无渣饮食，前一天禁食，同时给予补液，以维持水电解质平衡。

（2）药物准备：常规使用甲硝唑 0.4g，一日三次；新霉素 1.0g，一日两次，术前一天使用。不建议使用三天法进行肠道准备。

（3）肠道清洁：术前 12 ～ 24 小时应用口服硫酸镁溶液法或口服甘露醇法。也有术前 1 天口服泻剂，如蓖麻油或番泻叶液等。除非疑有肠梗阻，目前临床上较少采用反复清洁灌肠的肠道清洁方法。

99. 结直肠癌术后多长时间开始下床活动？

一般建议在病情稳定的情况下，应尽早下床活动，第二天就鼓励患者到床旁活动。术后早下床活动的目的是促进肠蠕动的恢复，早日排气，减轻术后腹胀，预防肠粘连的发生，尽早恢复患者食欲，有利于排痰防止肺部感染，促进排尿功能的恢复，避免下肢静脉血栓的形成等。活动过程中应注意合理保管引流管，避免牵拉，如出现头晕、气短、心动过速等症状时应立即停止活动。活动应循序渐进，根据患者的实际情况逐步增加活动量，不可盲目进行。

100. 结直肠癌术后多长时间可以拆线?

切口一般 6 ～ 7 天愈合，正常情况下，手术后 7 ～ 10 天可以拆线。但合并糖尿病、有低蛋白血症、贫血患者手术切口愈合时间需要长一些，具体的需结合患者实际的情况而定。

101. 中医药治疗结直肠癌的特点是什么?

中医药治疗疾病的特点是在诊断和治疗过程中注意对患者全身脏器功能失调的调节，扶正固本，增强体质，提高机体的抗病能力，不良反应小。对结直肠癌，应遵循辨证论治的原则，主要治疗方法有健脾和胃、益气养血、补益肝肾、软坚化瘀等。

102. 常用于结直肠癌的中药有哪些?

党参、生黄芪、猪苓、白术、苍术、薏苡仁等可扶正固本；白花蛇舌草、蒲公英、槐角、地榆、败酱草、半枝莲、山豆根等可清热解毒；当归、川芎、桃仁、红花、三七等可活血化瘀；其他还有莪术、石见穿、麝香、苦参、藤梨根、仙鹤草、斑蝥、壁虎、水蛭、全蝎等。

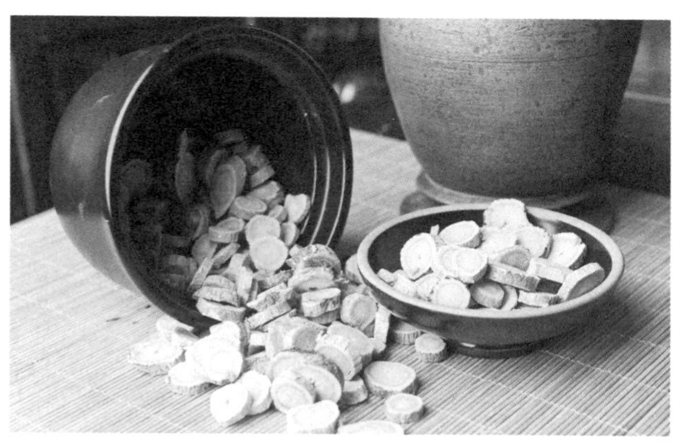

黄芪

103. 临床常用于结直肠肿瘤的中成药有哪些?

华蟾素注射液、康莱特注射液、艾迪注射液、金龙胶囊、康赛迪胶囊、平消胶囊、墓头回总苷片。

104. 中医辨证治疗结直肠癌的原则是什么?

中医治疗结直肠癌依据正邪虚实采用先攻后补或先补后攻或攻补兼施，力求攻邪不伤正，扶正不留邪的原则。在癌症初期，多以攻邪为主，扶正为辅；中期要攻补兼施；后期常见虚实寒热夹杂，以正虚为主，应以扶正为主，辅以祛邪。祛邪包括清热解毒、活血化瘀、化痰软坚散结等；扶正包括益气健脾、滋补肝肾等。

105. 中医如何辨证治疗结直肠癌?

湿热蕴结证，给予槐角丸加减；气滞血瘀证，给予膈下逐瘀汤加减；脾肾阳虚证，给予参苓白术散加减；肝肾阴虚证，给予知柏地黄丸加减；气血两虚证，给予八珍汤加减。具体见 P177 第 115 问。

106. 结直肠癌术前如何使用中药配合治疗?

患者患肿瘤后，普遍存在心理障碍，多数患者会表现为焦虑、失眠、不思饮食或急躁、易怒等症，因此术前在针对本病进行辨证治疗的同时，可适当增加镇静安神、疏肝理气、健脾合胃的药物，如柴胡、香附、郁金、酸枣仁、远志、生龙骨、生牡蛎、

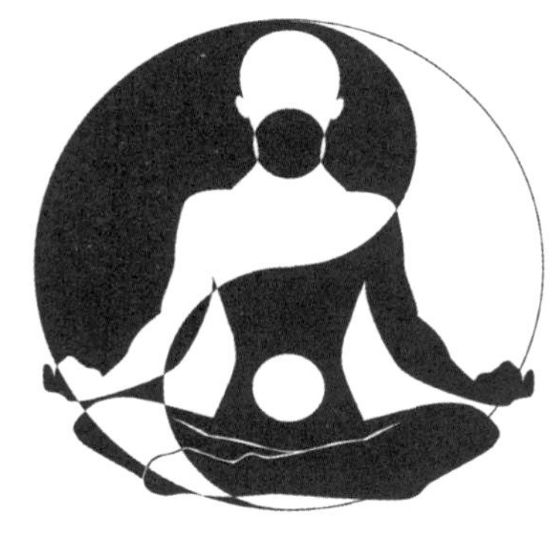

生三仙等。通过中药整体调节患者的阴阳气血、脏腑功能，使患者尽可能接近“阴平阳秘”的良好状态，有助于手术的顺利进行。

107. 结直肠癌术后如何使用中药配合治疗?

因肿瘤手术切除范围一般较大，多数手术过程中会有较大出血量，因此术后的中药治疗十分必要。术后患者的共同表现多是气血两虚，而结直肠肿瘤术后，患者多存在不同程度的肠道吸收、消化功能的紊乱，因此术后的中医治疗原则应根据患者术后不同证型，在辨证治疗的基础上加强补气养血、调理脾胃等扶正治疗，如当归补血汤、十全大补汤、八珍汤、四君子汤、香砂六君子汤等。常用药物有黄芪、当归、熟地黄、白芍、党参、白术、茯苓等。

108. 中药配合结直肠癌术后治疗有什么作用?

通过术后中药治疗，一方面可减轻化疗的不良反应，调补手术引起的损伤，促进患者更快的康复，以利于接受其他治疗；另一方面术后辅助扶正抗癌中药，对预防、减少肿瘤的复发、转移及延长患者生存期也有一定意义。

109. 结直肠癌化疗期间腹泻如何治疗？

腹泻可以危及生命，需要立刻进行积极治疗。腹泻可以导致水电解质代谢紊乱以及酸碱平衡失调，需要及时建立静脉通道补充水和电解质，纠正酸碱平衡紊乱。推荐患者饮用大量含电解质的饮料来代替液体和生理盐水，早期腹泻或腹痛性痉挛是指 24 小时内发生的，用阿托品治疗。在以后的治疗中应预防性应用阿托品。迟发型腹泻开始出现在用药后 5 ～ 11 天，一般持续 3 ～ 7 天，必须给予洛哌丁胺治疗，足量的洛哌丁胺治疗后仍持续性腹泻的患者，或者患者在腹泻同时伴有发热，即便是没有中性粒细胞计数的减少都应考虑口服氟喹诺酮类抗生素（如环丙沙星）。腹泻持续 48 小时以上者应住院治疗。

110. 结直肠癌化疗引起的恶心呕吐如何治疗？

几乎所有化疗药都存在较严重的副作用，以恶心呕吐最为常见。化疗药引起的恶心呕吐非常顽固，不仅身心难受，而且影响食欲，引起脱水、电解质紊乱、营养不良以及代谢性酸中毒，有时不得不中断治疗。

化疗药引起的恶心呕吐，可根据患者病情轻重的不同分别进行处理。一般轻度或中度恶心呕吐，首选药物为灭吐灵、氟哌醇、氯丙嗪等。同时给予地塞米松、甲强龙等肾上腺皮质激素，可提高疗效。由氯氨铂等引起的较严重的恶心呕吐，首选药为 5- 羟色胺受体拮抗药，如单独使用疗效不理想时，可与地塞米松、甲强龙或灭吐灵合用。肾上腺皮质激素止吐作用机制目前还不明确，但对中、强度恶心呕吐均有疗效，特别是对迟发性恶心呕吐疗效更为明显。中药方剂十全大补汤可减轻化疗引起的各种副作用，在化疗前后服用，定会得到缓解。

111. 结直肠癌化疗后脱发如何治疗？

因化疗药物改进，目前结直肠癌患者化疗后出现掉头发很少。但仍有些化疗药物可使毛发根部细胞群的有丝分裂受到抑制，细胞不能重新发生、萎缩而引起脱发。治疗方法如下。

（1）为减轻脱发可在注射药物前 10 分钟戴冰帽至药物注射完毕后 30 ～ 40 分钟脱下，以使头皮血管收缩，减少头皮血流灌注。有效控制药物对毛囊的作用，减少脱发现象。

（2）脱发常发生在用药后 1 ～ 2 周，2 个月以内最厉害。个人形象的改变易导致患者心理障碍。因此，化疗前告知患者可能会出现脱发，但是一种暂时的现象，化疗停止后头发会自行长出，使患者有思想准备，消除顾虑。如有脱发现象，我们建议患者剪短头发，并解释脱发与用药有关系。一旦发生脱发，注意头部防晒，避免用刺激性洗发液。同时可建议女患者戴假发或帽子、头巾遮盖，改善自我形象。

112. 结直肠癌化疗期间为什么会引起白细胞计数减少？

在结直肠癌化疗过程中出现白细胞计数下降是较为常见的，白细胞的主要组成细胞——中性粒细胞平均生存时间最短，为 6 ～ 8 小时，骨髓抑制最常表现为白细胞计数下降，化疗药物最容易杀伤生长较快的活跃细胞，白细胞对化疗药很敏感，化疗后最容易出现白细胞计数减少。白细胞计数降低后，人的免疫力会降低，容易感染，出现发热。出现白细胞计数减少，患者不必惊慌，应积极配合各种方法升高白细胞。

113. 结直肠癌化疗时出现白细胞计数减少如何治疗？

一般从化疗后 48 小时开始，连续用药 3 ～ 7 天。停药的指标是白细胞计数超过 $10 \times 10^9/L$。如果用药 7 天白细胞计数仍低于正常，应继续用药数日，达到上述指标后再停药，以免停药后白细胞又再低下。这样用药一般采用粒细胞集落刺激因子的较低剂量，不良反应也较小。另一种是指白细胞计数已降低后，用 G-CSF 迅速提高白细胞。一般在化疗结束 24 小时后应用，直至白细胞超过 $10 \times 10^9/L$。为防止白细胞计数减少的发生并及时治疗，患者在化疗期间及出院后应定期查血常规，特别是白细胞计数，每周 1 ～ 2 次，如减少则应立即回院复诊并治疗，直至恢复正常。另外中医药在升白细胞治疗中疗效确切，在化疗前、化疗中及化疗后均可以应用，能有效地减轻化疗药物的骨髓毒性。

114. 中医如何治疗结直肠癌?

手术、放疗、化疗是目前结直肠癌常规治疗的三板斧，中医药的配合可在减轻这三板斧毒副作用上产生特殊的疗效，大幅提高患者的存活期及生存质量。结直肠癌患者在手术治疗后如能及时配合中医治疗，扶正固本，增强患者的体质，对防止结直肠癌的复发和转移会大有益处。

中医学的优点是在诊断和治疗中注重对患者全身脏器功能失调的调整，提高机体的抗病能力，没有明显的毒副作用。中医可扶正祛邪。采用中医治疗结直肠癌，应遵循中医辨证施治的原则，根据患者的症状、体征、所采用的西医治疗手段、不同的治疗阶段以及患者病后的气血盛衰、脏腑功能的阴阳虚实等进行综合分析，再提出相应的治疗方案。

倘若在结直肠癌化疗的同时或在化疗后配合健脾和胃、益气生血、补益肝肾、软坚化瘀等中医药治疗，则可以较好地缓解化疗反应，有助于化疗的顺利进行，有些中药（如丹参、灵芝、三七等）甚至还可以提高化疗的疗效；如果在结直肠癌放疗期间及放疗后配合补益气血等中药治疗，对增加白细胞的数量、增强免疫功能均有较好的效果，从而保证放疗顺利进行。

115. 中医如何辨证治疗结直肠癌？

中医认为脾肾亏虚，正气不足，湿毒蕴滞凝结是结直肠癌的根本病机。中医中药采用健脾化湿、清热解毒、益气养阴补血、温补脾肾等扶正祛邪方法，治疗结直肠癌特别是中晚期结直肠癌的疗效显著。

（1）湿热蕴结证：槐角丸（《太平惠民和剂局方》）。方药：槐花 15g，地榆 15g，黄芩 10g，当归 12g，炒枳壳 10g，防风 10g。

（2）气滞血瘀证：膈下逐瘀汤（《医林改错》）。方药：当归尾 12g，赤芍 15g，桃仁 10g，红花 6g，川芎 10g，牡丹皮 12g，延胡索 10g，香附 10g，乌药 10g，甘草 10g，枳壳 10g，五灵脂 10g。

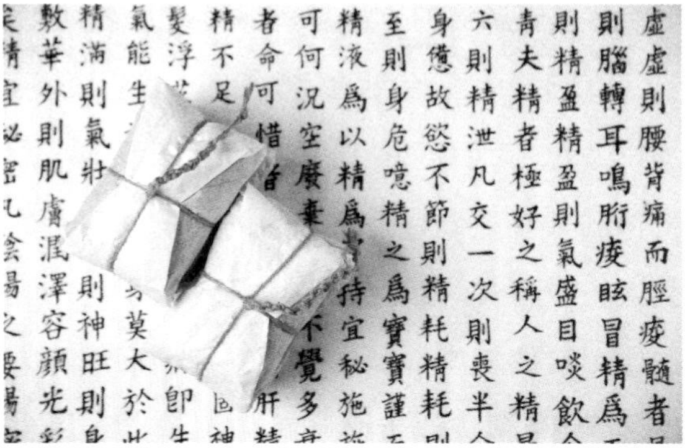

（3）脾肾阳虚证：参苓白术散（《太平惠民和剂局方》）合四神丸（《证治准绳》）。方药：党参 15g，白术 10g，茯苓 10g，白扁豆 10g，山药 15g，薏苡仁 15 ～ 30g，莲子肉 10g，砂仁 6g，炙甘草 6g，桔梗 6g，补骨脂 10g，肉豆蔻 10g，吴茱萸 6g，五味子 6g。

（4）肝肾阴虚证：知柏地黄丸（《症因脉治》）。方药：知母 12g，黄柏 12g，熟地黄 15g，山茱萸 10g，山药 12g，牡丹皮 10g，泽泻 10g，茯苓 10g。

（5）气血两虚证：八珍汤（《瑞竹堂经验方》）。方药：党参 15g，白术 10g，茯苓 10g，当归 15g，白芍 10g，熟地黄 15g，川芎 10g，甘草 6g。

116. 中医治疗结直肠癌的优势是什么？

中医治疗结直肠癌的方法越来越受到大家的欢迎。

（1）结直肠癌中医治疗的优势是中医往往能从患者全身的特点加以考虑，而不只是局限在癌症病灶本身。中医调理能纠正机体的某些失调，去除肿瘤的复发因素，减少转移的机会；其次，中药对健康细胞的伤害比较小，一般不会因治疗本身的原因对体力产生新的破坏，在癌症好转的同时，体力也会逐渐得到恢复，逐步增强免疫力。

（2）中医可扶正祛邪。采用中医治疗大肠癌，应遵循中医辨证施治的原则，根据患者的症状、体征、所采用的西医治疗手段、不同的治疗阶段以及患者病后的气血盛衰、脏腑功能的阴阳虚实等进行综合分析，再提出相应的治疗方案。这是中医治疗结直肠癌的优势之一。

（3）中药减轻手术、放化疗的副作用。结直肠癌患者在手术治疗后如能及时配合中医治疗，扶正固本，改善患者的饮食与睡眠状况，增强患者的体质，那么对防止大肠癌的复发和转移会大有帮助。倘若在大肠癌化疗的同时或在化疗后配合健脾和胃、益气生血、补益肝肾、软坚化瘀等中医药治疗，则可以较好地缓解化疗反应，有助于化疗的顺利进行，还可以提高化疗的疗效。

117. 中医治疗结直肠癌的偏方验方有哪些?

（1）湿热蕴结型：白头翁汤加减。方药：白头翁 30g，秦皮 15g，黄连 3g，黄柏 9g，红藤 15g，败酱草 15g，苦参 15g，马齿苋 15g，木槿花 12g，藤梨根 30g。

（2）瘀毒内阻型：膈下逐瘀汤加减。方药：桃仁 9g，红花 9g，赤芍 9g，当归 9g，川芎 6g，五灵脂 9g，香附 9g，延胡索 15g，莪术 15g，甲珠 9g，土茯苓 30g。

（3）脾虚气滞型：香砂六君子汤加减。方药：木香6g，砂仁3g，党参15g，白术12g，茯苓12g，陈皮6g，八月札12g，枳壳9g，乌药9g，绿萼梅9g，沉香曲9g。

（4）脾肾阳虚型：理中汤加减。方药：党参15g，炒白术12g，炮姜炭3g，肉豆蔻9g，补骨脂12g，五味子6g，吴茱萸3g，附子6g，肉桂3g。

（5）瘀毒热结型：海蛇软坚汤。方药：夏枯草12g，海藻12g，海带12g，牡蛎30g，玄参12g，天花粉12g，蜂房15g，丹参15g，象贝母9g，川楝子12g，贯众炭30g，白花蛇舌草30g，蜀羊泉15g。

（6）湿热毒盛型：槐角地榆汤。方药：槐角12g，金银花12g，白花蛇舌草30g，生薏苡仁30g，藤梨根30g，土茯苓30g，猫人参60g，无花果15g，侧柏叶9g，苦参9g，生地榆9g。

118. 结直肠癌患者手术前怎样缓解心理负担?

结直肠癌患者术前的心理活动是复杂的，思想紧张，精神负担重，并易产生对手术的恐惧心理，特别是低位直肠癌需要切除肛门行腹部结肠造口（人工肛门）的患者，身体形象和功能方式发生重大改变，心理上往往处于毫无准备的情况下，怕受歧视。个别患者甚至产生轻生的念头而不接受手术治疗。面对这种情况，患者应在医护人员的帮助下，调整自己的心情。同时可以同已行手术治疗的患者进行交流，了解手术的过程及手术后恢复过程中的注意事项，减少对癌症的恐惧及对手术的担忧，进一步增强对手术治疗的信心和决心。另外，可组织一些志愿者，帮助这样的患者缓解心理压力。

119. 如何做好结直肠癌合并糖尿病患者的术前准备?

糖尿病患者的心血管、脑、肾的并发症发生率明显高于一般人。由于胰岛素相对不足，糖代谢有不同程度的紊乱，手术和麻醉可使血糖升高，加重代谢紊乱。糖尿病患者全身及局部的抗感染能力下降，伤口内细菌易繁殖而引起切口感染。术后尿路感染、切口感染均高于无糖尿病者。

糖尿病患者在术前应充分控制血糖并了解有无心、脑等并发症。接受口服降糖药或注射长效胰岛素的患者，需要停用口服药物及长效胰岛素，改用普通胰岛素，并调整胰岛素的用量，使空腹血糖控制在 8.3 ～ 11.1mmol/L、尿酮体阴性、尿糖 + ～ ++ 之间。术日晨测血糖，并用全日量胰岛素的 1/2 皮下注射，全麻患者可发生低血糖，故手术日晨应以静脉滴注葡萄糖替代早饭。

120. 如何做好结直肠癌合并高血压、冠心病患者的术前准备?

结直肠癌手术的患者合并有高血压、冠心病等疾病时,应在这些疾病控制平稳后再进行手术。

高血压患者对手术和麻醉的耐受性差,处理不当,可导致低血压、心肌缺血、心肌梗死、心律失常、心力衰竭,甚至死亡。术前应充分了解患者的血压情况,制订合理的治疗方案,选用特异性药物,有效地控制高血压。一般地,将收缩压控制在 150mmHg 以下,舒张压控制在 90mmHg 以下。

术前应对冠心病的类型和程度、心功能的代偿情况、麻醉和手术对心功能的影响进行详细的评估。心律失常患者术前应通过药物或放置心脏起搏器控制心率,药物应服用至手术当日。原有心力衰竭的患者,手术时约有 25% 的再发,发现有病理性杂音时,术前应给适量的强心剂,并于术前 24 ~ 48 小时停用,以减少强心药物与麻醉药物之间的相互增强与影响。

121. 结直肠癌手术后如何护理?

结直肠癌手术需接受全身麻醉，用药后在即将清醒之初会有眩晕和恶心等不适，这是由于麻醉未清醒的缘故，不必过分担忧。由于手术中平卧太久，会有腰酸背痛的感觉，患者可以轻微地移动手或下肢。

引流管道通常由护士妥善固定于床侧，家属帮助患者在移动肢体时要小心，不要使引流管扭曲或压扁，以免影响引流。6 小时后可进一步做左右翻身活动，此时更需小心保护好引流管，以免引流管脱落，而且当引流管牵拉时也会引起患者的不适和疼痛。

术后禁食 2 天，要根据患者术后肠道通气情况而定。患者术后通气后可拔除胃管，并给予清淡流质，以后逐渐过渡到半流质和质软饮食。

术后导尿管常规放置 6 天左右，拔管前还需对导尿管进行间断夹管，以锻炼膀胱的功能，使膀胱肌肉舒缩恢复正常的弹性。

手术后早期睡眠宜采取侧卧位，使人工肛门的一侧在上，这样可避免粪便污染伤口而引起感染。人工肛门周围的皮肤应保持清洁，每次排便后，用温水擦洗干净，并涂以凡士林软膏，以保护皮肤。

应逐步养成定时排便的习惯。如有几天没有大便，可服用导泻药或到医院进行人工肛门灌肠，为防止腹泻，要注意饮食卫生，并少吃纤维素类食品或生冷、油腻的食物。

做肛门再造的患者，由于人工肛门没有括约肌，浑身上下会有异常的味道，患者常产生思想负担，因此要多解释和鼓励，并帮助和指导患者做好人工肛门护理。

122. 结直肠癌术后饮食上应该如何护理？

结直肠癌是消化道的恶性肿瘤之一，经手术治疗后，消化道的功能尚未恢复，因此术后的饮食应当谨慎。

（1）通常在手术后 24 ～ 48 小时内禁食，一般由静脉输液补充基本热量，直至肠蠕动功能恢复，肛门排气后，可试饮少量温开水或葡萄糖饮料；手术后 3 ～ 4 天可进少量清流质（无渣）饮食 50mL 左右，6 ～ 7 餐；手术后 4 ～ 5 天可进半量清流质（无渣）饮食，逐步增加至 100 ～ 200mL，也可以通过胃肠置留管滴入 5% 浓度的素膳食；手术后 5 ～ 6 天可进普通流质（少渣）饮食；手术后 7 天左右进少量少渣半流质饮食；以后可视患者的具体情况逐渐增加膳食的质和量。不论流质、半流质饮食，还是普通饮食，应坚持在消化和吸收允许的情况下，补充蛋白质、维生素和其他营养素，既要补充营养以恢复患者的健康，又要在提供饮食的过程中减轻胃肠的负担。

（2）手术后的患者都应在饮食中补足维生素丰富的食物，可选果汁和菜汤饮用。一般认为，每日饮食中维生素 C 不足 100mg 时，应另外服用维生素 C 片以补足维生素 C 的摄入。

（3）手术中的出血和手术刺激肾上腺皮质激素分泌增加，均可导致机体排钾量增加，血钾和细胞内钾浓度减少，故在手术后患者的饮食中要注意增加含钾多的食品，如肉汁、菜汤、连皮水果等。

（4）手术过程中患者常有不同程度的失血。有些患者虽然用输血的方式给予补充，但输血所补充的血液不如由营养自身产生的血好。所以手术后患者的饮食，应注意增加补血的成分，如含蛋白质和铁质高的食物，如动物肝脏、瘦肉、禽蛋类、牛奶、鲫鱼、鸭汤、桂圆、银耳、甲鱼等。

（5）术后的患者常厌恶油腻的食物。虽然补充脂肪对手术后的患者也很重要，但为了防止破坏患者的胃口，饮食宜清淡少油。选用鲜味浓的小麻油等较好。

（6）结直肠癌手术的患者，在最初几天中常有腹部胀气和疼痛的情况，故饮食中忌用易致胀气的食物，如纯糖、苕粉（红薯粉）、豆粉等。有的人食用牛奶、豆浆后也会发生胀气，一般也不宜饮用甜牛奶和加糖太多的豆浆。可选用酸梅汤、鲜橘汁、山楂汁、果汁、菠萝汁、姜糖水、面条汤、新鲜小米粥、薏米粥等，以助消化而止痛。

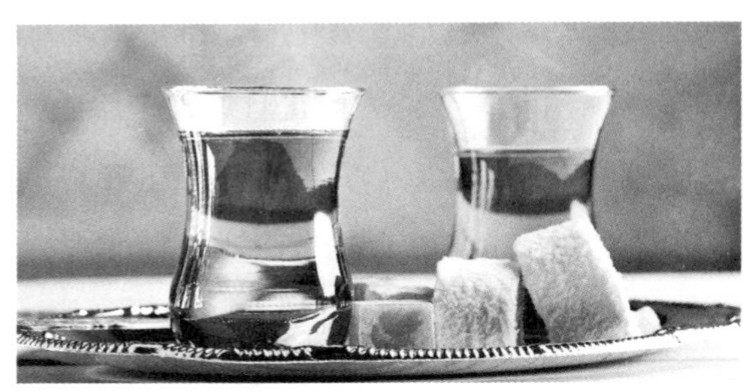

（7）少量多餐，细嚼慢咽。要给少纤维无刺激的饮食，以免饮食刺激伤口愈合。吃饭时要保持精神平静和情绪稳定。每日 6 ～ 7 餐，干稀分食，在进餐后 30 分钟再喝饮料或水。

123. 结直肠癌患者术后何时可以进水进食?

建议患者于术后尽早恢复饮食，通常术后一天需保持禁饮禁食，第二天可适量饮水，不需严格排气后才可饮水，第三天可进纯流质食物（以汤为主，不建议饮用牛奶等易产气食品），后可根据患者排便、排气恢复情况，逐渐恢复进食。

124. 结直肠癌患者术后常做的检查是什么?

结直肠癌患者术后的主要检查为直肠指诊、肿瘤标记物、超声和肠镜，定期还需要做胸腹盆增强 CT 和 MRI 检查。

125. 结直肠癌患者出院后复查应该怎么做?

对于早期的患者，术后应该每半年进行一次随访，坚持 5 年；中晚期的患者术后应每 3 个月随访一次，坚持 3 年，然后每半年 1 次，坚持至术后第 5 年后，可每年随访一次。

126. 结直肠癌术后发热原因有“4 个 W”，是什么意思?

发热是术后最常见的症状，约 72% 的患者体温超过 37.2℃，41% 高于 38℃。主要原因有“4 个 W”。

wound（伤口）：即伤口感染。

wind（风）：即肺部感染，如全麻气管插管等所致。

water（水）：即泌尿系感染，如留置导尿管。

walk（走）：即下肢静脉血栓形成，如长期卧床。

127. 结直肠癌术后伤口瘙痒、红肿如何治疗?

结直肠癌手术后康复期切口周围会出现瘙痒的感觉，是由于组织增生造成，不必过于担心，但应避免用手挠抓，注意伤口不要接触不洁净的水，避免感染。

伤口红肿一是由于组织对缝合线的排异反应，二是由于感染引起的，建议找医生做及时的处理。

128. 治疗后可以用肿瘤标志物来评估疗效吗?

临床上肿瘤标志物的检测常用于早期诊断、病情检测、评估疗效，如果某种肿瘤标志物的浓度持续时间明显高于正常范围，则提示可能出现异常情况，如肿瘤复发或转移，抗肿瘤药物效果不佳等。

129. 得了肠癌就等于被判死刑吗?

大多数人认为，得了癌症就等于被判死刑，其实不一定。一些结直肠癌通过合理治疗可以得到根除，患者可以获得终身治愈或长期生存。癌症只是一种癌细胞在体内扩散的表现。

每个正常人身上都有这种细胞存在，只是体内的治愈机制在发生作用，也就是蛋白质控制的作用，让癌细胞无法进行恶性复制。问题的出现与患者体质低下有很大关系，如同感染病毒，有人得病有人不得病是一样的道理。国内外众多学者对结直肠癌的组织学类型、淋巴结转移等因素与预后的关系进行了研究，发现总的 5 年生存率仍不低，早期结直肠癌治疗后 5 年生存率达 90% 以上，说明结直肠癌并不是不治之症。结直肠癌预后与肿瘤的生物学特性、早期的诊断与分期、治疗方式等多种因素有关。结直肠癌并非像人们所想象的那样可怕，并非“不治之症”，只要能够早期发现、早期诊断和早期治疗，是可能获得长期生存的。

130. 结直肠癌肝转移还能治吗?

能。结直肠癌的第一个最常见的转移灶，便是肝脏。约 25% 的患者在诊断为结直肠癌的同时，已被发现伴随肝转移。另外，还有接近一半的患者在结直肠癌术后出现肝转移。结直肠癌肝转移患者，如能接受规范、积极的治疗，还有一半患者有治愈希望。

有时候，在经过有效的术前化疗后，患者和家属觉得既然化疗有效，就该继续化疗，不想再进行手术“折腾”。但结直肠癌肝转移发生率的确很高，对肝转移的结直肠癌患者，还是要尽量争取积极的手术切除。事实上，转移灶的存在始终是个定时炸弹，只要化疗后有了切除机会，还是尽量立即切除。甚至转移灶切除后一段时间再次发生的肝转移，如果条件许可，也还是可以争取手术切除。

【专家忠告】

结直肠癌是我国最常见的恶性肿瘤之一，发病率一直位于各种恶性肿瘤的前三。由于生活方式等多种原因，目前结直肠癌的发病率还处于上升的趋势。因此，我们都应该高度重视结直肠癌对健康的威胁。

对于50岁以上的健康人群，我们建议尽早完成肠镜检查，便于及时筛查是否罹患结直肠癌，并可以更为早期地提供诊治。由于结直肠癌的年轻化趋势逐渐出现，所以对所有年龄段的人群，一旦出现可疑的肠道表现，如：大便带血、长期腹泻、大便习惯突然改变等，都建议尽早到医院进行筛查。

一旦得了结直肠癌也不需要害怕，要尽早到正规医院接受治疗。绝大多数结直肠癌都可以通过手术和辅助的放化疗，达到令人满意的长期效果。长期坚持随访，要对战胜结直肠癌充满信心。

结直肠癌的治疗应采取以手术为主导的个体化综合治疗

的原则。具体应根据肿瘤的位置、影像评估的分期及侵犯的范围、患者的年龄体质等综合考虑，选择最适合的科学治疗方法。主要治疗策略包括：①早期的腺瘤恶变可以考虑内镜手术切除，根据切除后的病理情况决定是否追加根治性手术；②进展期结直肠癌应考虑以手术为主的综合治疗，尤其是涉及保留肛门的低位直肠癌，应根据肿瘤分期决定是否需要进行手术前的新辅助治疗（放化疗）；③晚期结直肠癌，应根据基因检测结果，个体化选择靶向治疗或免疫治疗，术前可进行转化治疗；④对于失去手术治疗机会的终末期患者，应给予以改善生活质量为主的支持治疗。

尽管目前治疗结直肠癌的方法很多，包括手术、放疗、化疗、生物免疫治疗、中医中药治疗和营养支持治疗等，但结直肠癌是多基因参与，拥有多阶段发病机制，患者身心状况和病情千差万别，还有不同病期、不同类型，绝不能以一种治疗方法解决所有问题。临床上常运用多种治疗方法有序地施行，以求达到最佳的效果。我们强调多学科综合治疗，不是将所有治疗方法叠加，而是有机结合、有序施行，运用时要注意基本原则，如局部与全身治疗并重的原则、分期治疗的原则、个体化治疗的原则、生存率与生存质量并重的原则、中西医结合的原则、不断求证的原则、治疗兼顾效益的原则，达到科学有效治疗。

第五部分

保健——康复保健很重要

1. 为了预防结直肠癌的发生，哪些人群需要筛查？

年龄 40 岁以上且兼有下列一项或多项的：①粪潜血试验（+）；②一级亲属有患结直肠癌者；③本人有癌症史或肠息肉的；④有慢性便秘（或腹泻）、血便、不良生活事件史；⑤慢性阑尾炎或阑尾切除史；⑥慢性胆道疾病史或胆囊切除史等。绝大多数早期结直肠癌没有任何症状（有报道 42% 的人无肿瘤特征表现）或仅有大便习惯改变，只有通过筛查才能早期发现。

2. 结直肠癌需要做哪些筛查？

一般无危险因素的人群，40 岁以上建议每年进行肛门指诊和大便潜血的检查，50 岁开始应行乙状结肠镜以检查低位的肠道，如果正常，需每 5 年复做一次。有危险因素的人群应定期（5 ～ 10 年）做钡剂灌肠检查或结肠镜检查。

对于高危人群，如有结直肠癌或息肉家族史，或腺瘤样息肉个人史的，应该定期做结肠镜检查。任何的息肉都应该切除并保持每 1 ～ 3 年复查。如果检查正常，应每 3 ～ 5 年做一次结肠镜检查。患有乳房、卵巢或子宫癌的女性应该在

40 岁开始每 3 ～ 5 年做一次结肠镜检查。

3. 结直肠癌高危人群有哪些?

结直肠癌高危人群包括：结直肠癌高发地区的成年人；曾患结直肠癌并经手术治疗的患者；有癌症家族史的人群；确诊或怀疑遗传性结直肠癌综合征，例如家族性腺瘤性息肉病（FAP）、林奇（Lynch）综合征；曾有肠息肉检出为进展期结直肠腺瘤（直径 >1cm，或伴绒毛膜状结构，或高级别内瘤变）者；血吸虫病者；患有炎性肠病者；盆腔接受过放射治疗者。

4. 如何科学预防结直肠癌的发生?

（1）合理调整饮食结构：饮食要多样化，要低脂肪、高纤维素饮食；精米精面和粗粮杂粮要搭配起来吃；多吃植物蛋白，少吃动物蛋白；减小反式脂肪和饱和脂肪的摄入；少食用刺激性食物；保持大便通畅，防止大便秘结。

（2）改变生活习惯，戒掉烟酒：吸烟与结直肠癌的关系还不十分肯定，但吸烟是结直肠腺瘤的危险因素已经得到证实；酒精也是结直肠腺瘤的危险因素，虽然具体原因尚不清楚，但减少酒精摄入量有利于预防结直肠癌。

（3）积极治疗便秘：便秘使粪便在大肠中停留时间延长，增加了致癌物质的吸收，提高了患结直肠癌的风险性，应多饮水，多吃蔬菜、水果，必要时口服通便药物，积极治疗便秘。

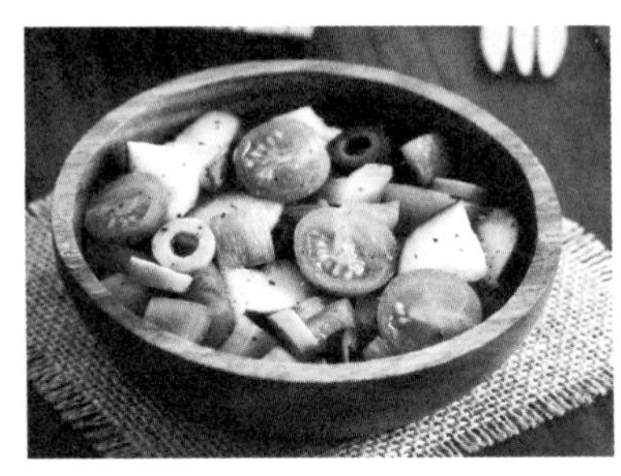

（4）积极防治肠道疾病：积极防治肠息肉（腺瘤）、溃疡性结肠炎、克罗恩病、血吸虫病、慢性痢疾、肛瘘等。

（5）远离污染环境：很多化学物质，如化肥、农药、甲醛、石棉、汽车尾气等，都有致癌性，所以要尽量远离有害环境，如马路边、化工厂和新装修的房间等。

（6）高危人群应提高警惕：40 岁以上的中老年高危人群，患有家族性腺瘤性息肉病、溃疡性结肠炎、慢性血吸虫病，有肠癌家族史的患者，应定期进行粪便潜血试验、直肠指诊及结肠内镜普查。这是早期发现结直肠癌的有效方法。

5. 结直肠癌是由哪些因素引起的?

结直肠癌的致病因素尚未确定，主要和这几方面有关：

饮食因素、环境因素、遗传因素、肠道疾病因素（结直肠息肉、慢性结直肠炎等）、病毒感染、精神因素及亚硝胺类化合物摄入过多等。

6. 需要避免的结直肠癌易感因素有哪些？

结直肠癌的易感因素有遗传因素，如消化道肿瘤家族史；肠道病变，如肠道的反复炎症和息肉；不良的饮食及生活习惯，如久坐不动、反复减肥、高脂饮食、纤维素摄入不足、过食油腻热烫的食物、酗酒等。日常需警惕这些易感因素，做到提前预防，可以从一定程度上降低结直肠癌的发生率。

7. 饮食因素是结直肠癌发生的主要因素吗？

高脂饮食及膳食纤维摄入不足是结直肠癌的主要发病原因。高脂饮食，尤其是过食含有饱和脂肪酸的食物，易导致肠内的胆酸、胆固醇含量增高，其代谢产物可为结直肠癌的致病物质。膳食纤维，如纤维素、果胶等能稀释肠内残留物，增加粪便量，使之排空增快，减少致癌物质与肠黏膜的接触，可减少结直肠癌的发病。

8. 结直肠癌会遗传吗?

结直肠癌有一定的家族遗传性，在父母、兄弟姐妹患有结直肠癌的家族中，患病率要明显高于其他无家族史人群。家族中如有结直肠癌患者，其家属应注意观察有无排便习惯和大便性状的改变，如果出现便秘、排便次数增多、脓血便、腹痛、腹泻等症状，考虑有癌变的可能，应进行针对性的检查。

9. 结直肠癌会传染吗?

结直肠癌主要是由于饮食因素、疾病因素、环境因素等引起的，不是传染性疾病，没有传染性。

10. 长期便秘会引发结直肠癌吗?

长期慢性便秘，干燥的粪便长时间停留于肠道不能及时排出，致癌物质与肠道黏膜长期接触，对肠黏膜产生不良的刺激，就会引起结直肠癌的发生。

11. 结直肠癌如何预防?

结直肠癌虽是恶性肿瘤，但通过合理的防护措施在一定程度上可以预防疾病的发生。具体的防护措施有饮食的调理，如改变高脂肪、高蛋白、低纤维素的饮食习惯；早期发现癌前病变；积极治疗肠道相关疾病；对于高危人群应定期筛查。

12. 结直肠癌如何预防复发?

结直肠癌术后需定期复查，术后第一年每 3 个月复查一次，之后每 3 个月或半年复查一次。复查的内容包括常规体检、结肠镜、癌胚抗原（CEA）、糖类抗原（CA199）、影像学检查等。同时还要重视术前术后的辅助治疗，根据患者的病变范围与复发风险，术前术后进行放化疗可有效缩小瘤体，尽可能保证癌肿可被完整切除，减少术后复发。

13. 结直肠癌患者术后康复包括哪方面?

结直肠癌患者术后康复包括机体的康复和心理的康复。机体康复包括术后早期活动、饮食调理及保肛术后的提肛锻炼等。心理康复包括医师及家属应关心患者、爱护患者，使之正确了解病情，增强治疗的勇气和信心，积极地配合治疗。

14. 如何提高结直肠癌患者的机体免疫力?

癌症患者机体免疫力低下，可以通过饮食调理、运动锻炼、使用增强免疫力的药物（胸腺肽、中药）等方法来提高。

15. 运动锻炼对结直肠癌患者有哪些益处?

生命在于运动，适当的运动锻炼可以起到延缓癌症发展的作用。运动可以增强机体的免疫能力；可促进机体新陈代谢，延缓细胞衰老，减少细胞癌变的机会；可以促进食欲，改善消化功能；可使人心情愉悦，消除烦恼和抑郁情绪，促进心理健康。

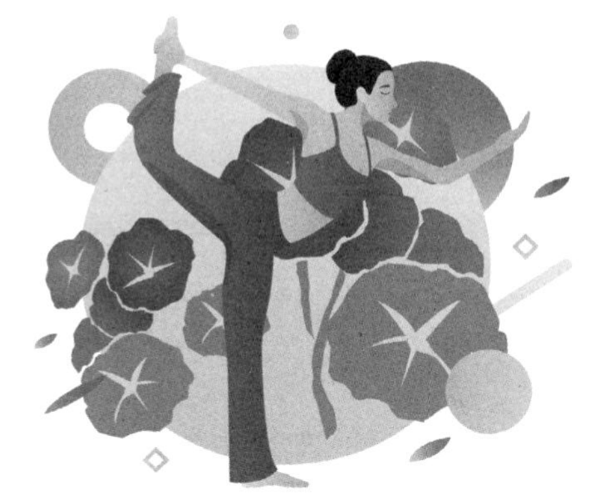

16. 结直肠癌患者运动锻炼前需做哪些准备?

结直肠癌患者在运动锻炼前需充分了解自己的病情，也可在医生指导下选择适合自己的运动项目。在运动过程中，要时刻观察身体情况，掌握运动强度，如出现不适要随时调整锻炼方式及运动量，以免发生意外。

17. 结直肠癌患者术后如何在床上做运动?

患者经过长时间的手术，且术后卧床时间较长，容易引起下肢血液回流受阻，导致血流缓慢，可诱发下肢静脉血栓，故术后活动下肢的目的是为了防止下肢静脉血栓的形成。患者手术清醒后，即可在床上开始进行下肢活动，可从脚踝部向左、向右旋转开始，膝关节也可以进行弯曲、伸直交替形式的活动。床上下肢活动的方法多种多样，患者可根据自身具体的情况循序渐进地进行活动。

18. 结直肠癌患者可以做哪些运动?

适当的运动锻炼可以帮助患者提高免疫力，但不是所有的运动锻炼都适合。一般情况下，适合的运动项目包括慢跑、太极拳、游泳、乒乓球等，运动时应注意运动强度。

19. 结直肠癌患者的饮食应如何选择?

（1）应以新鲜、易消化，且富含优质蛋白质、维生素、矿物质的食物为主，新鲜蔬菜、水果每餐必备。

（2）多吃有一定防癌抗癌作用的食物，如菜花、卷心菜、西兰花、芦笋、豆类、菌类等。

（3）选用具有软坚散结作用的食物，如紫菜、淡菜、海带、赤豆、萝卜、荠菜、荸荠、香菇等，但此类食品性多滞腻，易伤脾胃，纳差和发热时要少吃。

（4）不同体质选用不同食物，脾胃虚弱、中气不足者可食用大枣、桂圆肉、生姜、鲜菇等，肝肾阴虚者可用黑豆、核桃、鲍鱼肉等，血虚者可食菠菜、豆制品等。

20. 直肠癌造口术后还能游泳吗?

直肠癌造口术后左下腹人工肛门的良好管理是提高患者生存质量的重要因素，如果妥善管理好人工肛门，一般不会影响日常生活，如跑步、游泳、性生活等，经过一定的训练也可达到定时排便。

21. 直肠癌术后人工肛门应如何护理?

直肠癌患者进行肠造口术后，排便不规律是早期常见的情况，患者对排便无控制意识，给生活带来诸多不便。但人工肛门经过精心的护理，加上患者主动配合锻炼，排便会逐渐变得可以控制的。

（1）应注意保护造口周围皮肤，造口周围皮肤由于受粪便及消化液的刺激腐蚀，容易引起皮肤生丘疹及糜烂等。要注意保持造口周围皮肤清洁干燥，用凡士林纱布或氧化锌软膏敷于造口周围。术后早期睡眠宜采取左侧卧位，可避免粪便污染伤口而引起感染。

（2）逐步养成定时排便的习惯。如有几天没有排便，可服用导泻药或到医院进行人工肛门灌肠。训练定时排便的意识，可使用灌肠的方法，每天 2 次，以后逐渐减少，以刺激人工肛门和其他肠道黏膜反应。

（3）瘢痕挛缩可引起结肠造口狭窄，术后应酌情扩大造口。可每天用手指做扩张人工肛门的动作，以刺激人工肛门黏膜的敏感性，同时也是防止人工肛门在愈合时收缩变得狭窄，再次造成梗阻。

（4）避免做增加腹内压力的动作，如遇有排便困难，应寻求医生的帮助，以免肠黏膜意外脱落或腹压过度增高引发造口旁疝。站立时裹一腰带，当脱出的肠管发生嵌顿、肠壁水肿，甚至淤血坏死时，要及时就医处理。

（5）观察造口皮肤黏膜血供是否正常，若呈紫色或黑色则表示血运障碍，应及时处理。

（6）由于造口没有正常的括约肌而基本丧失了控制排便的功能，因此临床上多用造口袋来防止粪便的外溢。使用造口袋的方法如不正确可导致造口摩擦出血、感染、粪便外溢污染衣裤及产生异味等。最好选择一次性造口袋。

（7）保持大便黏稠与成形非常重要，可适当使用抑制肠蠕动的药物，延长肠内容物的滞留时间，增加水分和电解质的吸收。如发生肠道炎症所致的腹泻可遵医嘱口服抗生素类药物。

22. 肠造口影响患者性生活吗?

造口者除了极少部分因切除原发病灶的需要而损害了性功能相关神经外，都有正常的性功能和性生活需要，在术后体质恢复后都可以进行正常的性生活。

由于结肠造口术后需要使用造口袋，常易引起性生活中患者及伴侣身心不适，在进行性生活前需要将造口袋内容物排空，也可以换上小型的造口袋，相信只要夫妻双方相互理解，给造口一方更多的爱心，一定会有美满和谐的性生活。

23. 结直肠癌术后下床活动时需要注意什么？

患者术后因卧床时间较长，下床时需避免体位改变过快过猛，以防出现头晕、跌倒，要注意预防直立性（体位性）低血压。

24. 结直肠癌患者情绪变化对身体有何影响？

情绪低落或激动生气时，大脑会向身体发号施令，制造一种由胆固醇转化而来的皮质类固醇。糖皮质激素是皮质类固醇中的一种，皮质类固醇是一种压力蛋白，如果在体内积累过多，就会阻碍免疫细胞的运作，让身体的抵抗力下降，甚至会让免疫系统去攻击身体的正常细胞。所以结直肠癌患者应尽量学会调节自己的情绪，努力保持一种乐观积极的心态，避免因琐碎事情动怒，如果情绪实在难以调整，可以向心理医师求助。

25. 充足的睡眠对结直肠癌患者有什么好处?

人的一生中睡眠占据 1/3 左右的时间，如果睡眠质量不好，将大大影响整个新陈代谢的过程，进而势必影响机体的免疫能力，如果睡眠不好，致癌物质容易侵犯正常细胞，破坏 DNA，使正常细胞发生突变而癌变。因此，保持良好的睡眠是预防癌症发生的一个重要条件。

26. 睡眠不足对结直肠癌患者有什么影响?

癌细胞一般在夜间分裂增殖较快，如果失眠，则癌细胞繁殖更快。由于睡眠不足，免疫力进一步下降，病情更容易恶化，或者影响治疗的预期效果。因此，提高睡眠质量也是治疗的重要环节之一。

27. 肿瘤手术后睡眠质量差该如何调养?

一般来说，肿瘤患者如果出现失眠，可以求助心理治疗，如放松心情、建立良好的生活习惯等。如果在心理治疗和精神鼓励下睡眠仍难以改善，可选择适当的镇静、助眠药物改善睡眠，如安定、硝基安定等，或使用抗抑郁、抗焦虑药物改善患者的抑郁或焦虑状态，如阿米替林等（以上应在医师指导下使用）。有些患者或家属担心安眠药或抗抑郁药有各种各样的不良反应，其实肿瘤患者不必害怕服用镇静、助眠药，因为保证充足的睡眠是一项重要的辅助治疗措施，为的是保持患者良好的抗肿瘤能力。

28. 结直肠癌化疗期间饮食需要注意什么？

化疗期间饮食宜清淡可口，建议摄入富含纤维素及维生素的食物，以半流食为主，少量多餐，避免食用产气、辛辣的食物。

29. 结直肠癌患者的饮食禁忌有哪些？

中医学认为，癌症早中期，病邪伤津劫阴，多属阴虚内热，饮食上忌辛温燥热的食物，油腻食物也应少吃；中、晚期多属虚证、寒证，饮食上建议选择具有温补脾胃、益气生血功效的食物，而寒凉食物应少吃或不吃。

30. 结直肠癌患者如何进行饮食保健?

（1）在结直肠癌早期，往往有大便规律的改变，有时便秘，有时又有腹泻，有时则便秘和腹泻交替出现。因此，对早期结直肠癌患者，应重视调理大便使之正常规律。在饮食方面应给予富含纤维素的食品，如土豆、红薯、嫩叶青菜、香蕉等，但应避免过量食用粗粮。富含纤维素的食物可以使大便有一定的容量，既可以防止出现便秘，又可在一定程度上防止出现腹泻。

（2）在结直肠癌晚期，肠道已明显变狭窄，此时食物宜少而精。在应遵医嘱决定是否能够经口进食的前提下，考虑到为了通便，可食蜂蜜、香蕉、梨等食物，而避免吃红薯等容易胀气的高淀粉类食物。

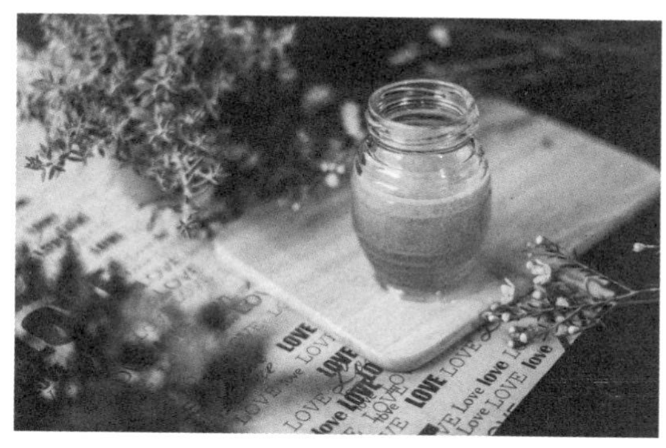

31. 中老年结直肠癌患者饮食应以什么为主?

中老年结直肠癌患者消化能力弱，且多有迁延不愈的腹泻及腹部不适等症状，有时还伴有长期发热、出汗，食疗调理时多以易于消化吸收的粥膳和汤饮等半流质饮食为主。

32. 结直肠癌患者应避免食用哪些食物?

结直肠癌的发生和饮食习惯有密切的关系，故此类患者日常应避免食用高脂肪（尤其是动物脂肪）、高蛋白（动物性蛋白）、低纤维素、腌制的食物。

33. 结直肠癌患者需要补充维生素吗?

结直肠癌的发生和饮食有密切的关系，研究表明，饮食中缺乏维生素如维生素 C、维生素 E、维生素 D、叶酸的人群罹患结直肠癌的危险性明显增高，日常调理应注重维生素类的补充。

34. 低脂、高纤维饮食可以降低患结直肠癌的风险吗?

结直肠癌的发生与高脂、低纤维饮食密切相关，尤其是高动物脂肪饮食的大量摄入是高度危险因素。日常饮食中应少食或不食富含饱和脂肪酸和胆固醇的食物；不食或少食油炸、油煎食品；适量食用含有单不饱和脂肪酸的食物。低脂、高纤维饮食在一定程度上可以降低患结直肠癌的风险。

35. 常吃蔬菜、水果可降低结直肠癌的发病率吗?

追踪调查研究发现，经常吃蔬菜、水果者，其肠癌的发病率比不经常吃蔬菜、水果者低 2 ～ 3 倍。因此应注意保证一定的蔬菜、水果的摄入。

36. 结直肠癌与维生素 D 有什么关系?

英美两国的科学家开展了一项为时 5 年的科学调查，以验证维生素 D 缺乏是否导致肠癌。医生们发现，英国曼彻斯特女性的肠癌病死率（死亡人数 / 患癌人数）比美圣迭戈女性的肠癌病死率要高出 10 倍。他们认为这种差异可以用英国肠癌患者缺乏维生素 D 来说明。

参与这项联合调查的专家指出，维生素 D 能帮助人体吸收钙，而肠细胞的癌变又与肠细胞吸收钙的多少有关。英国人的饮食中缺乏足够的维生素 D，而气候又使他们得不到充足的阳光照射来合成维生素 D。

37. 结直肠癌患者的饮食原则有哪些?

结直肠癌患者要遵循食物多样化、不吃烧焦的食物、多吃淀粉类食物、多吃新鲜的蔬菜水果、戒烟禁酒、减少红肉摄入量、限制油炸熏烤及腌制食品的摄入等原则。

38. 能增强结直肠癌患者免疫力的食物有哪些?

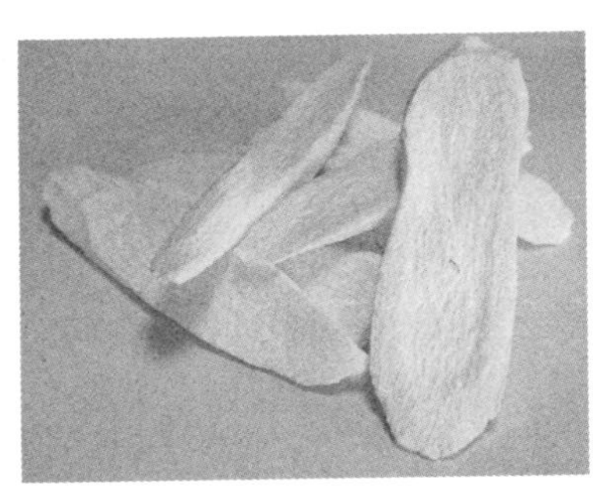

山药

在防治结直肠癌的过程中，要特别注重增强患者的免疫功能，强壮体质，在食疗配餐中可多选用以下食品，如甜杏仁、山药、刀豆、扁豆、西红柿、蜂蜜、海参、黄鱼、海鳗、鲟鱼、龙虾、香菇、平菇、草菇、木耳、银耳、猴头菇、沙棘、牡蛎、乌贼等。结直肠癌患者进行饮食调理时宜多食用对结直肠癌有防治功效的食物，常用的佳品有薏苡仁、核桃仁、无花果、芋头、菱、芦笋、马兰头、羊血、鹌鹑、甲鱼、马齿苋、胡萝卜等。

39. 老年结直肠癌患者常用的药食佳品有哪些?

药膳食疗对老年结直肠癌患者有良好的功效，用以配伍的药食佳品很多，常用的药膳、食疗食品有蟾蜍、羊脊骨、沙枣、乌梅、枳壳、桃仁、莱菔子、山药粉、枸杞子、陈皮、猪血、绿豆、百合、大头菜、山楂、金针菜等。

40. 目前已经明确的饮食致癌因素有哪些?

（1）结肠癌的发病率与食物中脂肪及动物蛋白的消耗量呈正比，即高动物蛋白、高脂肪膳食易导致结肠癌。

（2）经济发达地区结肠癌的发病率高，这主要与他们的膳食结构有关，即所谓“西方化饮食”。除了高动物蛋白、高脂肪外，饮食过于精细，如过食牛肉、少纤维素食物及精制米面等，也与结直肠癌的发生有关，这主要是因为食物中的脂肪及其分解产物可能有致癌或协同致癌的作用。少纤维素的饮食可使粪便量减少，并使大便通过肠道时间明显延长，以致粪便中协同致癌物浓度升高，与结肠黏膜接触的时间明显延长，致癌物质与结肠黏膜长期接触，发生癌变的可能性就会升高。

41. 结直肠癌术后携带尿管应如何护理?

结直肠癌患者术后携带尿管等引流管时护理要注意。家属要协助患者看护好引流管，避免活动时牵拉脱出或折叠，引流管放置的位置要低于引流口，每隔 24 小时观察记录引流量及液体颜色。如有异常，如引流量增多、颜色异常、体温升高、管道周围红肿疼痛等应及时就诊。

42. 肠造口患者日常应注意什么?

肠造口患者日常应保持大便性状正常；保护好造口周围皮肤；经常检查造口袋黏附是否牢固，尤其是外出、运动时；患者日常穿着应宽松柔软，腰带不宜过紧，以免压迫造口。

43. 结直肠癌的筛查，为什么首选结肠镜检查？

我们有很多的方法可以诊断结直肠癌，但是没有一种手段可以取代结肠镜检查。结肠镜检查是诊断结直肠癌最有效的检查手段，不仅可直观地看到黏膜的改变，同时也可以直接获取病变组织做细胞学、病理学检查，以获取病理学诊断证据，还可以通过结肠镜进行多种治疗。

任何一种肿瘤对于我们大多数人来说，都是非常现实和可怕的。尤其是我们目前大多数情况下发现结直肠癌时已经不是早期了，而是多为中晚期。其实，要避免这种情况的发生，有一种很好的方法，那就是及时做结肠镜检查，这样我们可以发现更多的早期肿瘤。

大肠在我们体内，有时有了病变也难以被发现。肠镜就像我们眼睛的延伸，操作灵活方便，成像清晰，并可做直视活组织检查、细胞学检查，对肠癌定性、定位的准确率更高。

结肠镜可以对全大肠直接观察，对有蒂息肉可在镜下应用电灼装置进行切除。在手术台上可帮助术者检查肠腔内的病变，避免手术时遗漏病变和不必要的过多切除肠管。而直肠和乙状结肠镜的检查范围仅限于乙状结肠以下，看不到整个大肠病变。

44. 预防结直肠癌的发生，哪些人需要定期做结肠镜检查？

结肠镜的优势在于能发现早期肿瘤，而早期肿瘤在临床上往往是没有症状的。因此，有症状时需要做肠镜，没有症状时也需要进行普查，尤其是对于高危人群。

西方的结直肠癌发病率比我国高，因此他们很重视结直肠癌的普查，其中重要的一项就是结肠镜筛查。这是很多西方人到 40 岁后要做的健康投资。

（1）年龄在 30 岁以上，有便血、大便不规律等下消化道症状者；出现原因不明的慢性腹泻、黏液便、便血者；凝似结肠病变引起腹痛或腹部包块；钡灌肠检查有异常需进一步确诊者。

（2）有结直肠癌家族史者。

（3）曾患过结肠癌、肠息肉，或有血吸虫病、溃疡性结肠炎等病史者。对已确诊的结肠疾病应进行随访观察。结肠手术后随访时应注意追查吻合口情况及有无肿瘤复发。

（4）有盆腔放射性治疗或胆囊切除史者。

45. 肿瘤的三级预防是什么?

一级预防是病因预防、提高机体防癌能力，包括饮食干预、化学预防及治疗癌前病变。二级预防是指早期发现、早期诊断、早期治疗，防止或延缓病情进展。三级预防是预防复发和转移，防止并发症和后遗症，提高疗效和生活质量。

46. 结直肠癌一级预防是什么?

结直肠癌一级预防是指病因预防，结直肠癌的病因虽未完全明确，但饮食因素、环境因素和遗传因素已得到共识。高危人群日常中如能做到对上述因素的避免和调理，可以在一定程度上降低结直肠癌的发生率。

47. 结直肠癌二级预防是什么?

结直肠癌二级预防是指早期发现、早期诊断、早期治疗。对高危人群应定期进行筛查，有早期病变者应及时诊断及治疗，防止或减少恶性肿瘤对机体造成的严重危害。

48. 结肠癌三级预防是什么？

结直肠癌三级预防主要是发现疾病后，根据患者具体的病情不同，选择外科手术、局部放疗、全身化疗、免疫治疗、靶向药物治疗等相关治疗，以延长患者的生存周期。

49. 在日常生活中，结直肠癌患者应注意什么?

（1）提倡健康生活方式，戒烟限酒，合理膳食，多吃新鲜水果、蔬菜等含有丰富纤维的食物，适当增加主食中粗粮、杂粮的比例，不宜过细过精，改变以肉类及高蛋白食物为主食的习惯，少吃高脂肪性食物。

（2）积极防治肠道疾病，如各种肠息肉、慢性肠炎（包括溃疡性结肠炎）、血吸虫病、慢性痢疾、慢性便秘等。

（3）经常参加体育活动，控制体重。

（4）调整心态，积极乐观地生活。

50. 日常生活中如何降低结直肠癌的发病率?

（1）将新鲜蔬菜和水果纳入每个家庭的每日必吃食品，

成年人每日摄入的蔬菜和水果总量不应少于 500g。

（2）以精米、面为主食的居民，应适当多吃些粗粮，最好每 2 ～ 3 日吃一餐。

（3）坚持适宜的锻炼，明显肥胖者应控制脂肪和总热量的摄入量，合理减肥。

（4）50 岁以上者每年应进行一次粪便和肛门检查；每 3 ～ 5 年做一次结肠镜检，可及早发现结肠癌。

坚持不易，但如果每个人都能认真做到以上各项，可有效降低结直肠癌的发病率。

51. 日常生活中如何预防结直肠癌？

（1）要有良好的饮食习惯，控制动物脂肪和蛋白的摄入量，少吃烧烤、煎炸及高脂油腻食物，多吃粗粮、蔬菜等含纤维素多的食物。

（2）要保持大便通畅。粪便中有许多有害致癌物质，若长期停留在肠道中，对结直肠癌的发生会起到推波助澜的作用。

（3）预防肠道疾病，积极治疗癌前疾病，如克罗恩病、溃疡性结肠炎、便秘、肠息肉等。

（4）发现大便习惯、次数、性质改变，大便表面附着黏液或脓血，腹部隐痛、便意频繁、进行性贫血、无原因消瘦等异常情况时，应及时到医院就诊。

（5）高危人群定期普查，如有结直肠癌家族史者、有腺瘤性息肉者、长期慢性结肠炎者、40 岁以上中老年人出现原因不明大便异常者，应及时进行大便潜血及脱落细胞检查，若大便潜血阳性，则需进一步做电子结肠镜检查，因为大便潜血对结直肠癌监测敏感性的 80% ～ 90% 存在假阴性率。

（6）寻找适合自己的锻炼方式，增强体质，提高免疫力，放松自我，缓解压力，保持良好的心态。

52. 结直肠癌患者术后吃什么好？

因术后饮食对结直肠癌的复发与治疗有一定影响，故结直肠癌患者手术后建议多食用新鲜的富有营养的食物，不要过多食用腌制食物或过夜菜等不新鲜的食物。也有研究显示，食用过多高蛋白、高脂肪的食物有诱发结直肠癌的可能。

53. 哪些肛肠疾病容易发生癌变？

一般情况下，痔疮不会发生癌变，而肠息肉、溃疡性结肠炎、肛周尖锐湿疣、结肠黑变病、慢性便秘、肛瘘可以发生癌变。如有以上病变，建议积极治疗，以免病情恶化影响正常的生活和身体健康。

54. 如何预防肠造口感染?

肠造口开放前，造口周围皮肤使用凡士林或生理盐水纱布保护；造口开放后，及时清洗造口分泌物、渗液，保护周围皮肤，及时更换敷料，可以避免造口感染。

55. 结直肠癌患者出院后便秘如何治疗?

结直肠癌患者出院后发生便秘时，可以多喝水，多吃蔬菜和水果，适量运动；要养成定时排便的良好习惯，特别是饭后排便；必要时可以根据医嘱服用缓泻剂。直肠癌患者不建议使用开塞露、肥皂水灌肠治疗。

56. 影响结直肠癌预后的因素有哪些?

患者年龄、肿瘤临床表现、肠梗阻及肠穿孔、肿瘤部位、临床分期与结直肠癌预后有密切的关系。年龄越轻，预后越差；有症状的患者比无症状者的 5 年生存率要低；有肠梗阻及肠穿孔者预后差；肿瘤越靠近肛门部位预后越差，且容易复发；晚期者预后差。

57. 结直肠癌患者日常应如何护理？

结直肠癌患者的日常生活护理对预后有一定影响。首先，患者应调整心态，积极面对癌症，配合医生治疗。注意调整自己的饮食习惯，可少量多餐，避免暴饮暴食，尤其在术后早期阶段。适当增加锻炼，增强免疫力。

对结直肠癌患者日常应加强心理护理，给予心理安慰，帮助患者建立积极情绪，消除焦虑、恐惧、不安情绪，增强治疗信心，避免增加其精神压力。应当营造舒适轻松的家庭环境，重视患者的精神状态，避免加重患者的心理负担，给予患者充分的心理安慰，帮助患者保持轻松愉悦的心情，建立规律的生活作息习惯，应给予软质、半流质或流质饮食，当以易消化、少渣食物为主，如鸡蛋羹、碎肉末、肠内营养液等，应当保持大便通畅，适当进食肉蛋奶等含优质蛋白的食物，增加新鲜蔬菜水果摄入量，避免食用过度油腻的食物。

适当进行中等运动量的体育锻炼，如慢跑、乒乓球等运动，避免过度劳累、受凉、感冒等。

造口护理是结直肠癌患者家庭护理的重要组成部分，患者及家属应当学习如何进行造口护理，如换药、更换引流袋等。

术后疼痛发生时，首先应询问医生，明确疼痛原因，在医生的指导下采取如下措施：在剧痛发生前适量应用止痛剂；深呼吸、咳嗽或变换体位时用手或枕头轻压伤口；妥善固定引流管，避免由于引流管来回移动而引起疼痛；学会一些放松技术。疼痛发作时可分散患者注意力，或是辅以湿敷等辅助止痛法。

患者长期卧床应预防压疮的发生，减除肢体局部压力、保持局部清洁干燥，如病情允许应鼓励患者按时更换体位或是下床活动。

58. 年龄在 40 岁以上，是否应该每年进行一次直肠指诊？

直肠指诊为直肠下段恶性肿瘤的重要检查手段，这一方法可以发现 10% ～ 15% 的直肠恶性肿瘤。虽然仅接受直肠指诊单项检查并不能完全排除恶性肿瘤的可能，但这项检查仍应列为一项常规体格检查，即使不存在结直肠癌的高危因素，且未发现该病的任何临床表现，也建议 40 岁以上者每年接受一次此项检查。

59. 体检 CEA 高于正常范围，是否说明一定患有结直肠癌？

不一定。有时即使存在恶性肿瘤，抗原水平也可能仍为正常，而有时升高也可由其他原因引起。

60. CA199 高于正常范围，是否说明一定患有结直肠癌？

CA199 属低聚糖肿瘤相关抗原，为一种新的肿瘤标志物，是迄今报道的对胰腺癌敏感性最高的标志物。在血清中它以唾液黏蛋白形式存在，分布于正常胎儿胰腺。CA199 检查也并非完全可信，有时即使存在恶性肿瘤，抗原水平也可能仍为正常，而有时升高也可是由其他原因引起。

一些结直肠癌通过合理治疗可以得到根除，患者可以获得终身治愈或长期生存。早期结直肠癌治疗后 5 年生存率达 90% 以上。近年来国内外的肿瘤防治研究工作也有了很大的发展，癌症并不一定是不治之症。我们相信随着癌症研究的不断深入，其发病机制将被进一步探明，会开发出更有效的治疗方法。

61. 直肠癌术后大便次数多应如何治疗?

直肠癌在术后常有腹泻、大便失禁、里急后重等情况发生，这与手术离断肛周肌肉及部分神经有关。可在配合饮食调节、药物治疗、温水坐浴的同时加强肛门功能的锻炼。一般术后 3 ～ 6 月，排便次数逐渐趋于稳定，术后 12 月，排便次数才可保持相对稳定。如大便次数过多，可口服抑制肠蠕动的药物，如复方苯乙哌啶或易蒙停，有条件的患者可到附近医院行灌肠治疗。

62. 如何快速有效地判断自己是否为结直肠癌高危人群?

可根据以下《结直肠癌筛查高危因素量化问卷》(以下简称《问卷》)快速评估［问卷引自中国早期结直肠癌筛查流程专家共识意见（2019，上海），中华消化内镜杂志］，并结合便潜血试验结果作以判断。《问卷》或便潜血结果任一为阳性结果者即为高危人群，应做进一步筛查。

结直肠癌筛查高危因素量化问卷

符合以下任何 1 项或 1 项以上者，列为高风险人群
一、一级亲属有结直肠癌史
二、本人有癌症史（任何恶性肿瘤病史）
三、本人有肠道息肉史
四、同时具有以下 2 项及 2 项以上者 1. 慢性便秘（近 2 年来便秘每年在 2 个月以上） 2. 慢性腹泻（近 2 年来腹泻累计持续超过 3 个月，每次发作持续时间在 1 周以上） 3. 黏液血便 4. 不良生活事件史（发生在近 20 年内，并在事件发生后对调查对象造成较大精神创伤或痛苦） 5. 慢性阑尾炎或阑尾切除史 6. 慢性胆道疾病史或胆囊切除史

63. 直肠癌手术造口都是永久性“改道”吗?

很多低位直肠癌患者因术后直肠废用，近段肠造口，即俗称“排便改道”而感到痛苦。随着现有医疗技术进步和医生经验积累，现已更多地开展直肠癌超低位保肛手术，而肠造口术也分为“永久性造口”和“预防性造口”，后者是对部分吻合口瘘发生率较高的患者采取的保护性造口，可于术后

3 ～ 6 个月还纳，恢复肛门功能。这部分患者，应于术前、术后与手术医生做好沟通，制定合理的造口护理和还纳方案。

64. 便潜血检查对结直肠癌早期筛查的意义有哪些？

（1）特异性：普通成人便潜血试验阳性比例约为 2%，其中患结直肠癌的比例约为 10%。

（2）敏感性：化学法便潜血试验可以发现粪便样本中 50 ～ 200μg 的微量血细胞，免疫法检出阳性阈值可达到 0.1 ～ 50μg。

（3）经济性：便常规检查费用较低，操作方便，一般二级以上医院均可检测。

65. 为什么吃猪蹄有助于结直肠癌术后切口的愈合？

结直肠癌手术为了增加营养，加快切口愈合，通常嘱患者多吃猪蹄。猪蹄的营养很丰富，据食品营养专家分析，每 100 克猪蹄中含蛋白质 15.8 克、脂肪 26.3 克、碳水化合物 1.7 克。猪蹄中还含有维生素 A 、B 、C 及钙、磷、铁等营养物质，尤其是猪蹄中的蛋白质水解后，所产生的胱氨酸、精氨酸等 11 种氨基酸的含量均很高。中医学认为，猪蹄性平，味甘咸，具有补血、填肾精等功能，适宜年老体弱、血虚者食用。

猪蹄中含有丰富的胶原蛋白，这是一种由生物大分子组成的胶类物质，是构成肌腱、韧带等结缔组织的（即人们常说的“筋”）最主要的蛋白质成分。猪蹄中的胶原蛋白被人体吸收后，能促进皮肤细胞吸收和贮存水分，防止皮肤干涩起皱，使面部皮肤显得丰满光泽。汉代名医张仲景有一个名方“猪肤汤”，猪蹄上的皮有和血脉、润肌肤的作用。经常食用猪蹄能增强皮肤活力，改善全身微循环，对于处在术后恢复期的患者来说，有利于组织细胞正常生理功能的恢复，加速新陈代谢，促进伤口愈合。但患有慢性肝炎、胆囊炎、胆结石的老年人最好不要多吃猪蹄，否则会使原有病情加重或诱使旧病复发。

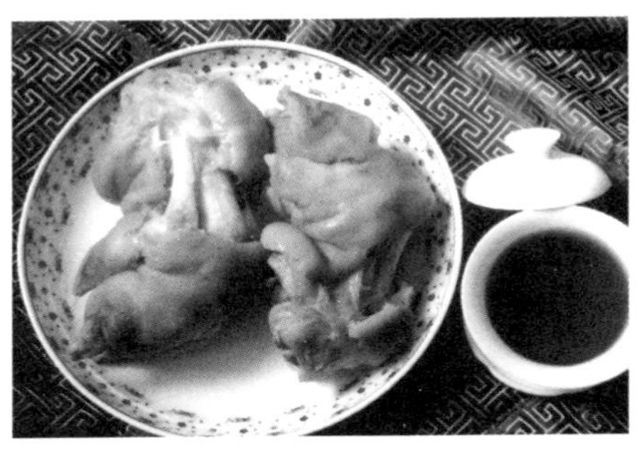

66. 日达仙为何对结直肠癌患者康复有好处？

日达仙（注射用胸腺法新）最早于 1993 年在意大利获批

上市，1996 年在中国获批上市。本品主要成分为胸腺肽 α1，是由 28 个氨基酸组成的多肽；辅料为甘露醇、磷酸二氢钠－水合物、磷酸氢二钠七水合物、注射用水、氮气。

药理：在多个不同的活体外实验中，胸腺法新有促使致有丝分裂原激活后的外周血淋巴细胞的 T 细胞成熟的作用，增加 T 细胞在各种抗原或致有丝分裂原激活后产生各种淋巴因子，例如 α、γ 扰素，白介素 2 和白介素 3 的分泌和增加 T 细胞上的淋巴因子受体的水平。它同时通过对 CD4 细胞（辅助者或诱导者）的激活作用来增强异体和自体的人类混合的淋巴细胞反应。胸腺法新可能影响 NK 前体细胞的募集。这些前体细胞在暴露于干扰素后变得更有细胞毒性。在活体内，胸腺法新能增强经刀豆球蛋白 A 激活后的小鼠淋巴细胞增加分泌素白介素 2 和增加白介素 2 受体的表达作用。

67. 日达仙适用于哪些人群？如何使用？

日达仙适用于慢性乙型肝炎，作为免疫损害病者的疫苗增强剂，适用于免疫系统功能受到抑制者，包括恶性肿瘤、接受慢性血液透析和老年病患者。

用法用量：本品不应做肌内注射或静注，应使用随盒的 1.0mL 注射用水，溶解后马上行皮下注射。

68. 康启力为何对结直肠癌患者康复有好处？

康启力（鱼油整蛋白复合营养乳液）是一种免疫增强型全营养乳剂，高能量密度（1.3kcal/mL）、高蛋白，由 ω-3 不饱和脂肪酸、低碳水化合物，添加二十二碳六烯酸（DHA）、二十碳五烯酸（EPA）等免疫物质组成。

功能：①康启力高脂低糖，符合肿瘤患者、危重症患者代谢特点，为患者机体提供所需能量，避免为肿瘤组织生长供能，避免加重胰岛素抵抗；②康启力高能量、高蛋白，提高患者体质量，提升血清白蛋白水平，纠正低蛋白血症；③康启力富含 ω-3 多不饱和脂肪酸及免疫物质，提高免疫力，抑制肿瘤生长，抑制炎症递质释放，下调过度炎症反应，最终保护机体的器官功能不受损伤。

69. 康启力适用于哪些人群？如何服用？

康启力适用于需要增强免疫的营养不良患者，尤其是肿瘤、危重症患者等。

用法用量：开启即饮，开启后请冷藏，并在 24 小时内饮用完；若液体上层有脂肪层析出或下层有沉淀，请摇晃均匀后再饮用。每日饮用量不得超过 1L（折算鱼油提取物每日食用量不超过 3 克）。

70. 海维舒为何对结直肠癌患者康复有好处？

海维舒（含纤型复合营养乳液）是经典全营养配方，营养全面均衡，符合中华医学会肠外肠内营养学分会（CSPEN）指南推荐。

功能：①配方营养全面均衡，增加能量和营养摄入，改善患者机体功能，促进康复，缩短住院时间，减少患病率和死亡率；②补充蛋白质，减少肌肉蛋白分解，纠正负氮平衡，显著提高患者血清白蛋白水平；③富含五种膳食纤维（抗性糊精、低聚果糖、大豆多糖、阿拉伯胶、菊粉），对便秘和腹泻有双向调节作用，降低便秘或腹泻发生率，有效延缓血糖波动。

71. 海维舒适用于哪些人群？如何服用？

海维舒适用于营养风险评估 NRS 2002 评分≥ 3 或已存在营养不良者；不能或不愿经口正常摄食，或经口摄食量＜目标量的 60% 的胃肠道功能耐受等人群。

用法用量：开启即饮，开启后请冷藏，在24小时内饮用完；若液体上层有脂肪层析出或下层有沉淀，请摇晃均匀后再饮用。每日饮用量不得超过7.5L（折算菊粉每日食用量不超过15克）。

72. 结直肠癌患者应该吃什么？

（1）应该常吃富含维生素的新鲜蔬菜和具有防癌作用的食品，如深绿色和十字花科类蔬菜如芹菜、芥菜、甘蓝、萝卜及西红柿、大豆制品、柑橘类水果、麦芽和麦片、酸奶、葱、姜、蒜等。食物中纤维素的主要功用是促进肠蠕动，增加粪便的体积，减少粪便停留在直肠内的时间。结肠内存在的粪便会使细菌活跃，并可能产生致癌物质。如果饮食中缺乏膳食纤维，结肠内的粪便会变得干硬，再加上通过速度迟缓，使得排空时间延长，若时间过久，则患结肠癌的概率就会相对提高。许多研究证实，食物中的膳食纤维可稀释油脂中可能致癌的物质，还可以加快致癌物质通过消化系统排至体外的速度。

（2）应食用易于消化吸收的食物。直肠癌患者多有反复发作、迁延不愈的腹泻，消化能力弱，故应予以易于消化吸收的食物。

（3）直肠癌患者宜多饮水或汤液，患者久泻或晚期患者长期发热、出汗会损伤津液，故主食可以粥、面条等半流质饮食为主。

（4）直肠癌晚期患者久泻、便血、发热，大量营养物质和水分丢失，身体消瘦，体重减轻，气血两亏，宜服富有营养的滋补流质药膳。

（5）宜多吃具有抗癌作用的食物，如甲鱼、羊血、鹌鹑、石花菜、麒麟菜、核桃、米、芋艿、无花果、菱角、芦笋、胡萝卜等。

（6）宜多吃具有增强免疫力作用的食物，如西红柿、蜂蜜、甜杏仁、胡萝卜、芦笋、刀豆、扁豆、山药、鲟鱼，海鳗、鲳鱼、黄鱼、海参、虾蟹、龙虾、香菇、黑木耳等。

（7）宜食具有减轻化疗毒性反应作用的食物，如甲鱼、鸽、鹌鹑、鹅血、泥螺、塘虱、泥鳅、马哈鱼、猕猴桃、无花果、苹果、橘子、绿豆、赤豆、黑豆、薏米、核桃、香菇、丝瓜等。

（8）其他饮食禁忌，如少吃油炸、烟熏食物等，这些方面也是要引起注意的。

73. 结直肠癌患者不宜吃什么饮食?

结直肠癌患者饮食禁忌有哪些?中医一般认为,癌症的早中期,病伤津劫阴,多属阴虚内热,故在饮食调理上,应忌辛温燥热属性的食品,滞腻食品也主张少吃;在癌症的中晚期多为虚证、寒证,饮食上主张多食温补脾胃、益气生血的食品,而性属寒凉的食品,则应少吃或不吃。

74. 大肠癌患者常用食疗方有哪些?

(1)马齿苋蒲公英猪瘦肉粥:猪瘦肉 60g,马齿苋 30g,蒲公英 15g,粳米 60g。将全部用料洗净、切丝,一起放入锅内加适量清水,武火煮沸,文火煮成稀粥,调味即可。随意食用。本品适用于大肠癌出现下痢脓血者。

(2)赤小豆鲫鱼汤:赤小豆 60g,薏苡仁 60g,鲫鱼一条(约 300g),生姜 15g。将薏苡仁、赤小豆洗净,用温水先浸 1 小时;将鲫鱼去鳞、鳃及肠脏,洗净。把全部用料放入锅内,加适量清水,武火煮沸后,文火煮 2 小时,调味即可。随意饮汤食鱼。本品适用于大肠癌属于湿毒内阻证者。

(3)三七土茯苓炖乌龟:乌龟一只(约 250g),三七

12g，土茯苓30g，生姜15g。将乌龟活杀切片或捣碎。把全部用料放入炖盅内，加适量开水，武火煮开，文火隔开水炖2小时，调味即可。随意饮用。本品适用于大肠癌属于湿毒瘀阻证者。

（4）莲梗灯心粥：莲梗（鲜品）50g，灯心花10g，木棉花30g，粳米30g，冬瓜皮50g。将鲜莲梗洗净切段；灯心花、木棉花、粳米、冬瓜皮洗净。把全部用料一齐放入锅内，加适量清水，文火煮成粥，调味即可。随意食用。本品适用于早期结肠癌患者。

（5）当归赤小豆猪肉汤：猪腿肉100g，马齿苋（鲜品）100g，当归10g，赤小豆50g，肉桂6g，陈皮3g。将猪腿肉洗净，切块；把鲜马齿苋、当归、赤小豆、肉桂、陈皮洗净。把猪腿肉、当归、赤小豆、陈皮放入锅内，加水适量，文火煲1小时；再放入马齿苋、肉桂，再煲半小时，调味即可。随意饮用。本品适用于中、晚期大肠癌患者。

（6）参芪猪骨汤：党参30g，黄芪30g，干地黄30g，红枣5枚，猪脊骨250g。将猪脊骨洗净，斩块；把党参、黄芪、干地黄、红枣洗净。把全部用料一齐放入锅内，加适量清水，文火煲2小时，调味即可。随意饮用。本品适用于大肠癌属于气血亏虚证者。

（7）西洋参无花果炖兔肉：兔肉100g，西洋参10g，无花果 30g。将兔肉洗净，斩块；将西洋参洗净，切薄片；无花果洗净。把全部用料一齐放入炖盅内，加适量开水，炖盅加盖，文火隔开水炖 2 小时，调味即可。随意饮汤食肉。本品适用于大肠癌属于脾阴不足，热毒蕴结证者。

（8）高丽参炖鸡：高丽参 10g、鸡肉 50g。将高丽参切片；鸡肉去皮去骨，切成肉丝状。把全部用料一齐放入炖盅内，加适量开水，炖盅加盖，文火隔开水炖 3 小时，调味即可。温服。本品适用于晚期大肠癌属于脾肾阳虚证者。

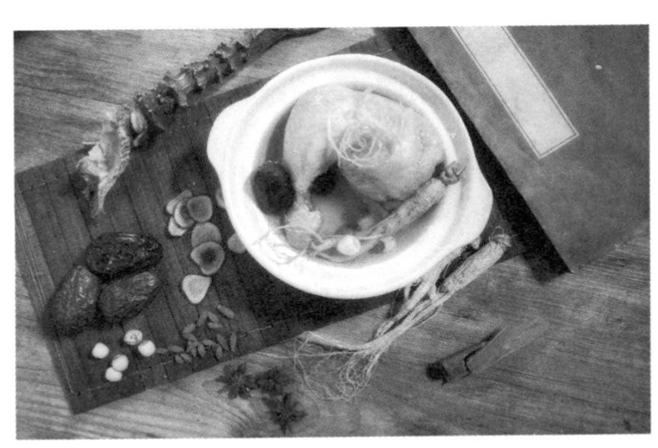

（9）木耳猪瘦肉汤：木耳 60g，猪瘦肉 100g。将木耳先用清水浸泡约半小时，洗净；把猪瘦肉切成肉丝。取适量清水，先放入木耳煮约 20 分钟，再放入猪瘦肉丝煮熟即可。调味，随意饮用。本品适用于大肠癌属于气虚湿滞证者。

（10）黄芪鲈鱼汤：鲈鱼一条（约 500g），黄芪 30g，淮山药 30g，陈皮 6g，姜 4 片。将鲈鱼去鳞，去肠杂、鱼鳃，洗净，切块；黄芪、淮山药、陈皮洗净。把全部用料一齐放入锅内，加适量清水，武火煮沸后，文火烫 1 小时，调味即可。饮汤食肉。本品适用于大肠癌属于脾胃虚弱证者。

（11）大黄红枣茶：生大黄 6g，红枣 20 枚。先将生大黄拣杂，洗净，晒干或烘干，切成薄饮片，备用。将红枣拣杂，淘洗干净，放入砂锅，加水足量，浸泡片刻，大火煮沸后，改用小火煨煮 40 分钟，连同煮沸的大枣煎汁，冲泡大黄饮片，或直接将大黄饮片投入大枣煎液中，将砂锅离火，静置片刻即成。本品适用于大肠癌热积气滞引起的腹胀、腹痛、大便干结等症。

（12）青木香橘皮粉：青木香 100g，鲜橘皮 100g。将青木香、鲜橘皮分别拣杂，洗净，晒干或烘干，青木香切成极薄片并剁碎，鲜橘皮切碎，共研成细末，瓶装，防潮，备用。温开水送服。本品适用于大肠癌出现腹部胀痛者。

（13）乌药蜜饮：乌药 15g，延胡索 15g，半枝莲 20g，蜂蜜 30g。先将乌药、延胡索、半枝莲分别拣杂，洗净，晾干或晒干。乌药、延胡索切成薄片，半枝莲切成碎小段，同放入砂锅，加水浸泡片刻，煎煮 20 分钟，用洁净纱布过滤，去渣，收取滤汁放入容器，调入蜂蜜，拌和均匀即成。本品适用于大肠癌寒凝气滞引起的腹部疼痛。

75. 直肠癌患者常用食疗方有哪些?

（1）菱角薏苡仁三七猪瘦肉汤：菱角 15 枚，薏苡仁 20g，三七粉 5g，猪瘦肉 60g（剁碎），加水煎煮至熟烂，调入食盐适量服用。

（2）绿豆百合汤：绿豆 50g、百合 30g，红枣 10 枚。先将绿豆、百合、红枣浸泡洗干净，红枣去核，同放入砂锅内，加水适量同煎，煮至绿豆开花，百合烂即可。

（3）猪血鲫鱼粥：生猪血 200g，鲫鱼 100g，大米 100g。将鲫鱼除鳞，去肠杂及鳃，切成小块，和猪血、大米煮粥食用。每日 1 ～ 2 次。

（4）山楂田七粥：山楂 20g，田七 5g（研粉），粳米 60g，蜂蜜 1 匙，加清水适量，煮粥服用，每日 2 次。

（5）海参木耳猪肠汤：海参 60g（水发），木耳 15g（水发），猪大肠 1 段（约 50cm，洗净切小段），同加水煮烂，调味食用。

（6）芪归猴头菇鸡汤：黄芪 30g、当归 15g、猴头菇 150g、嫩鸡肉 250g。将黄芪、当归洗净，切片，装入纱布袋中，扎紧口；猴头菇温水发胀后洗净，切成小片；鸡肉切成小方块，煸炒后与泡发猴头菇的水及少量清水同入砂锅，加入黄芪、当归药袋以及葱段、姜片、料酒，文火煨炖 1 小时，取出药袋，加进猴头菇片、精盐、味精，再煮片刻即可。

（7）香连炖猪大肠：木香 10g，川连 6g，猪大肠 1 段（约 30cm，洗净），田七末 5g。将木香、黄连研末和田七末一起装入猪大肠，两头扎紧，加水炖肠至烂，去药饮汤食猪大肠。

（8）红萝卜炖肉：红萝卜 500g，猪肉 250g，食油 50g，葱姜丝、食盐、酱油、醋、味精、香油各适量。红萝卜洗净切成三角块；猪肉洗净切成小方块；油放锅内烧至五成熟，爆炒葱姜丝至香，加入红萝卜和肉煸炒，加盐、酱油、醋、清汤，用小火炖熟，加入少许味精、香油即可。

（9）菠菜粥：菠菜 250g，粳米 50g。先煮粳米粥，将熟，入菠菜，几沸即熟，任意食。

（10）素蒸油菜：小油菜 500g，豆腐 1 块，冬菇、冬笋各 30g，小葱 3 根，黄豆芽汤 100g，香油、花生油、精盐、味精、水淀粉、葱、姜各适量。葱洗净、切丝；冬菇洗净和冬笋、姜均切成末；油菜洗净；将豆腐压成泥，放入冬笋和冬菇末，加入盐、味精、料酒、香油拌匀，油菜一起上笼蒸 15 分钟取出放入盘中；在炒锅中入油少许烧热，放入姜末和葱丝炸一下，姜和葱捞出后，倒入黄豆芽汤，加盐、味精，汤撇去浮沫，用水淀粉勾薄芡，淋上香油，浇在油菜上即可。

76. 直肠癌晚期患者食疗方有哪些?

（1）马齿苋绿豆汤：新鲜马齿苋 120g（或干品 60g），绿豆 60g。将上述原料加水适量，煎汤 500mL。每日 1 ～ 2 次，连服 2 ～ 3 周。

（2）赤小豆薏米粥：赤小豆 50g，生薏苡仁浸透。以文火煮烂，加大米共煮成粥，加糖服食。清热利水，散血解毒。

（3）紫苋粥：新鲜紫苋 100g，粳米 100g。将紫苋去根，洗净，切碎，同粳米煮粥。每日 2 次，连服 10 ～ 15 天。紫苋味甘性凉，有清热凉血散瘀作用，制成粥，有助于体力恢复。

（4）核桃莲肉糕：核桃仁 100g，莲肉（去心）300g，芡实粉 60g，糯米 500g。核桃仁、莲肉加水煮烂，捣碎成泥；糯米浸水 2 小时后，与核桃仁、莲泥及芡实粉置盆内隔水蒸熟，稍凉切块，撒白糖一层。每日早晚各一次，酌量服用，连服 10 ～ 15 天。温肾健脾，厚肠止泻。

（5）黄芪参枣粥：生黄芪 300g，党参 30g，甘草 15g，粳米 100g，大枣 10 枚。将生黄芪、党参、甘草浓煎取汁；粳米、大枣同煮，待粥成后兑入药汁调匀。早晚服用，连服 10 ～ 15 天。补气养血。

77. 结肠癌患者常用食疗方有哪些?

（1）桑椹猪肉汤：桑椹 50g，大枣 10 枚，猪瘦肉适量。桑椹加大枣，猪肉和盐适量一起熬汤至熟。经常服食，具有补中益气之功效，下腹坠胀者可用此方。

（2）木瓜炖大肠：木瓜 10g，肥猪大肠 30cm。将木瓜装入洗净的大肠内，两头扎紧，炖至熟烂，即成，饮汤食肠。此膳具有清热和胃、行气止痛之功效。

（3）马齿苋槐花粥：鲜马齿苋 100g，槐花 30g，粳米 100g，红糖 20g。先将鲜马齿苋拣杂，洗净，入沸水锅中焯软，捞出，码齐，切成碎末，备用；将槐花拣杂，洗净，晾干或晒干，研成极细末，待用；粳米淘洗干净，放入砂锅，加水适量，大火煮沸，改用小火煨煮成稀粥，粥将成时，兑入槐花细末，并加入马齿苋碎末及红糖，再用小火煨煮至沸，即成。早晚 2 次分服。本品有清热凉血、清肝泻火、止血的作用，适用于大肠癌患者便血，血色鲜红者。

（4）藕汁郁李仁蛋：郁李仁 8g，鸡蛋 1 只，藕汁适量。将郁李仁与藕汁调匀，装入鸡蛋内，湿纸封口，蒸熟即可。每日 2 次，每次 1 剂。本品具有活血、止血、凉血的作用。大便有出血者可选用。

（5）荷蒂汤：鲜荷蒂 5 个（如无鲜荷蒂可用干者替代），冰糖少许。先将荷蒂洗净，剪碎，加适量水，煎煮 1 小时后取汤，加冰糖后即成。每日 3 次。本品具有清热、凉血、止血的作用。大便出血不止者可用此膳。

（6）水蛭海藻散：水蛭 15g，海藻 30g。将水蛭和海藻干研细末，分成 10 包即成。每日 2 包，用黄酒冲服。此膳具有逐瘀破血、清热解毒的作用。

（7）鱼腥草莲子汤：鱼腥草 10g，莲子肉 30g。以上药用水煎汤即成。每日 2 次，早晚服用。本品具有清热燥湿，泻火解毒的作用。里急后重者宜用。

（8）肉桂芝麻煲猪大肠：肉桂 50g，黑芝麻 60g，猪大肠约 30cm。猪大肠洗净后将肉桂和芝麻装入大肠内，两头扎紧，加清水适量煮熟，去肉桂和黑芝麻，调味后即成，饮汤吃肠。此膳外提中气，下腹坠胀，大便频者可选用。

（9）茯苓蛋壳散：茯苓 30g，鸡蛋壳 9g。将茯苓和鸡蛋壳熔干研成末即成。每日 2 次，每次 1 剂，用开水送下。此药膳具有疏肝理气之功效。腹痛、腹胀明显者可选用。另外还可选用莱菔粥。

（10）菱薏藤汤：菱角 10 个，薏苡仁 12g，鲜紫苏 12g。将紫苏撕成片，再与菱角、薏苡仁用水煎汤即成。每日 3 次。本品具有清热解毒，健脾渗湿的作用。

78. 结直肠癌手术后宜吃哪些食物?

结直肠癌患者术后饮食有特殊要求，患者饮食上应当以清淡、易消化的食物为主。可以多吃富含蛋白质的食物，如鸡蛋、牛奶、豆制品、瘦肉等。同时，还要多摄入富含维生素的食物，如新鲜的水果、蔬菜等，禁忌辛辣刺激性食物。具体如下：①刚做完手术，患者先从清水、糖水、米汤、酸奶等流质食物逐渐过渡；② 3 ～ 4 天后，在流质食物基础上加半流食，比如说粥、鸡蛋羹、面片等；③ 2 ～ 3 周后，进食半固体类食物；④术后一个月恢复正常饮食后，减少肉类、油腻、糖分高食物，增加蔬菜、水果等食物。

79. 结直肠癌手术后不能吃哪些饮食?

结直肠癌患者手术后饮食是有讲究的，术后不要吃过多油脂、对肠道刺激性强的食物，如冷饮、生的或者没有完全煮熟的食物，含酒精类的饮料也不要喝，易产气的食物和易产生臭味的食物，以及难消化并易造成阻塞的食物和易引起稀便的食物都不要吃。结直肠癌患者术后要食易消化、营养丰富的饮食。应当尽量少食油腻、熏制、高脂肪、高维生素的食物，如鸡柳、汉堡、披萨、动物内脏，红烧肉等。可以多吃山芋、红薯、玉米、水果、新鲜蔬菜等富含碳水化合物以及维生素的食物。常见的有大白菜、丝瓜、韭菜、西兰花、芹菜、菠菜、莴苣、香蕉、橙子、苹果、葡萄以及猕猴桃等，还有黑木耳、大蒜、茄子、丝瓜、胡萝卜、魔芋、红薯、无花果、草莓、苹果、梨、香蕉、蜂蜜、绿色蔬菜等。忌食辣椒、胡椒，忌酗酒以及煎炸食品。

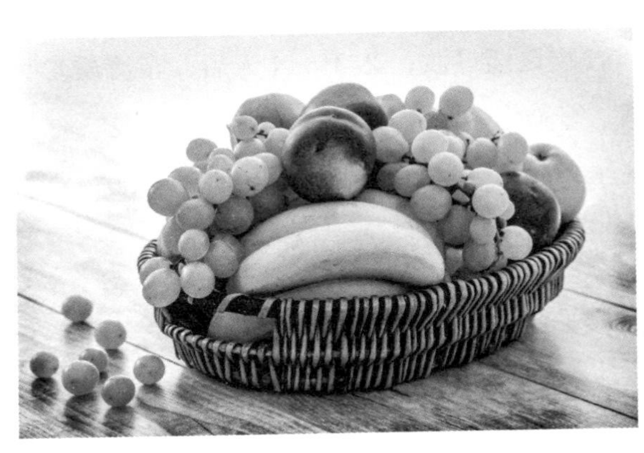

80. 如何对肛肠病患者进行生活调理?

肛肠病是很多人心中难言的痛，不仅影响了正常的生活工作，更加影响人的心理健康。因此，肛肠病患者要学会进行生活调理。

（1）肛肠患者要保持大便通畅和柔软。正常情况下，大便应一日 1 次。长时间不排便，粪便就会在结肠、直肠内停留，水分被重吸收，容易干燥秘结。大便过于频繁，会因排便刺激加重疼痛和损伤。肛裂患者绝大多数都伴有习惯性便秘，为使粪便变稀，经常服用果导、大黄等泻药。这些泻药都有泻后引起便秘的副作用，以致肛裂越来越重。同时，患者要合理调配饮食，注意饮食多样化，多吃五谷粗粮、水果蔬菜，尤其要多食含有丰富纤维素和维生素的食物。

（2）肛肠患者要养成晨起定时排便的习惯，因为早晨起床后的直立反射和胃结肠反射，可促进排便。

（3）生活起居有规律，尽量使工作、学习、休息、睡眠保持有规律。避免持续的精神紧张及情绪波动。

（4）晨起参加多种体育活动，如做操、跑步、打太极拳、练气功等，可防止便秘，预防肛裂。

（5）便后用温水熏洗坐浴，或用祛毒汤、止痛如神汤熏洗，使肛裂创面保持清洁，是防治肛裂的重要措施。熏洗时要把肛门浸入药液中，才能洗净肛门污物，使药物进入肛管，起到消炎、止痛、促进裂口愈合的作用。

总之，肛肠病患者一定要注意自己的生活习惯，好的习惯是恢复健康的捷径。

81. 为什么良好的饮食生活习惯能防治肛肠病？

良好的饮食起居生活习惯对肛肠疾病手术治疗后的恢复及预防肛肠疾病的发生具有重要意义。

（1）多食蔬菜水果，少食辛辣刺激、温补、温燥类食物，少饮酒类。

（2）养成晨起定时排便的习惯，保持大便通畅，切忌临厕努挣。正常大便一般每日晨起一次，时间在 5 ～ 10 分钟为宜，便后坐浴 5 分钟左右。

（3）避免久坐、久蹲、久站，每日提肛 2 ～ 3 次，每次 3 ～ 6 分钟。

82. 肛肠病患者生活起居如何调护？

（1）居室环境要求，居室经常通风有利于肛肠病患者的康复，不要终日彻夜关门闭户。

（2）肛肠病患者穿着以适体、舒适、实用、穿脱方便为原则。贴身衣服最好用棉布或棉织品，穿易吸汗的内裤。

（3）患者要有充足的睡眠，睡眠有益于肛肠病患者的康复。

（4）避免不良生活方式，如排便时间过长、久站、久坐、暴饮暴食、过食辛辣、情绪激动、房事过频，忍精不泄等。

（5）饮食注意少吃烟熏食品、油炸食品及过于辛辣、刺激性太强、不好消化的食品，减少肛肠病发生。

（6）安排好肛肠病患者的业余生活，如养花、养鱼、绘画、运动等。

83. 便秘患者生活起居如何调护？

提起便秘，相信很多人都曾深受其苦。也许人们觉得它不登大雅之堂，又不似其他疾病那样给身体带来直接的危害，久而久之，便成了难言之隐。对于无器质性病变的便秘患者，调护关键在于养成合理的饮食和生活习惯。

（1）增加食用含纤维素较多的蔬菜和水果，如菠菜、油菜、芹菜、白菜以及香蕉、白梨等。

（2）适当摄取粗糙、多渣的杂粮，如玉米、红薯、标准粉、大麦米等。

（3）每天多饮水，每天饮用凉开水 2000 ～ 3000mL。油脂类食物、蜂蜜均有助于便秘的预防和治疗。

（4）要养成良好的排便习惯。坚持每天晨起按时排便，建立良好的排便规律，有便意不要错过，排便时要一心一意，不要边排便边读书、看报或吸烟。

（5）生活和工作要合理安排，劳逸结合，适当参加文体活动，尤其是久坐少动及精神高度集中的脑力劳动者，适当的体育锻炼更为重要。

（6）保持愉快的心情，乐观向上的精神风貌，有利于规律生活。

（7）克服不良的排便习惯。排便时不能急于求成，匆忙了事，应逐渐克服常用泻剂和洗肠的习惯。

84. 结肠炎患者生活起居如何调护？

俗话说："好汉架不住三泡稀"，这话很有道理。一个人要是一连拉上几次稀，就会头昏眼花、全身无力，严重时还会发生脱水。因此，合理安排好患者的生活起居尤为重要。

（1）饮食以清淡、富营养、易消化食物为主，可食用一些对消化吸收有帮助的食物，如藕粉、豆腐脑、米粥、面条、鸡蛋羹、山楂、山药、莲子、扁豆等。忌食难消化或者清肠滑肠食物，如菠菜、韭菜、香蕉等。

（2）严重腹泻者，要卧床休息，注意多给患者喝些水，如淡盐开水或果子汁。

（3）饮食应做到少食多餐、细嚼慢咽，以利机体消化吸收。不食不洁食物，定时定量进食，不暴饮暴食，不宜食肥甘厚味。

（4）少吃一些多纤维的蔬菜，如芹菜、韭菜、豆芽等，吃了反而会加重腹泻。

（5）忌吃生冷、辛辣、油炸的食品，如大蒜、生姜、烟酒等，虽然大蒜有杀菌作用，但对胃肠道有很强的刺激性。

（6）不宜喝牛奶，不宜吃茶叶蛋、粗粮和坚果。因为以上饮食物不好消化，会增加肠道中的残渣，不利于病情恢复。

（7）起居有常，饮食有节，注意调畅情志，保持乐观心态，注意减少精神压力。

（8）对腹泻严重者，应注意肛门卫生清洁，便后温水坐浴，并用吸水性强的软纸擦干净，防止感染。

85. 结直肠癌患者生活起居如何调护？

（1）保持积极乐观的心态，一定要正视现实，树立战胜癌症的信心。要在医务人员的指导下，正确制订一个完整系统的治疗方案，既不能麻痹大意，也不要心急乱投医，瞎吃药。

（2）饮食宜多样化，养成良好的饮食习惯，不偏食，不挑食，不暴饮暴食，不要长期食用高脂肪、高蛋白饮食，经常吃些含有维生素和纤维素的新鲜蔬菜，可能对预防癌症有重要作用。

（3）宜喝牛奶，吃鸡蛋、瘦肉、动物肝脏、豆制品、新鲜的蔬菜水果等。少吃烟熏食品、油炸食品、不好消化的食品。忌吃辛辣刺激性食物，如葱、蒜、韭菜、姜、花椒、辣椒、桂皮等。

（4）应重新安排自己的生活，日常起居、所接受的治疗都做到规律化，还要从多方面培养生活兴趣和爱好，寻求新的精神寄托，做到生活有序、饮食有节，对病情的康复也能起到积极的作用。

（5）要养成良好的饮食习惯，改正不良习惯，下决心戒掉饮酒抽烟的嗜好，不吃盐腌、烟熏火烤以及发霉的食物，保持大便通畅，定时测量体重。

（6）加强营养，增强自身修复能力。补充足够的热量和充足的维生素及无机盐，特别是维生素 C、维生素 A 和维生素 E，另外，直肠癌患者要多食蔬菜和水果。饮食宜定时、定量、少食、多餐，吃易于吸收消化的食物。

（7）要经常锻炼身体，提高免疫力。适当参加健身活动，不仅增加机体免疫力，还可消除抑郁的情绪。但运动应量力而行，循序渐进。

（8）对直肠癌术后造口患者，要做好局部清洁，预防感染。同时，要解除不良情绪，如控制好，一般均能像正常人一样生活。

（9）癌症是一个需要长期观察治疗的疾病，应长期与经治医生保持联系，定期复查，防止复发。观察腹部CT、B超，观察血清 CEA 的变化，判断转移复发情况。

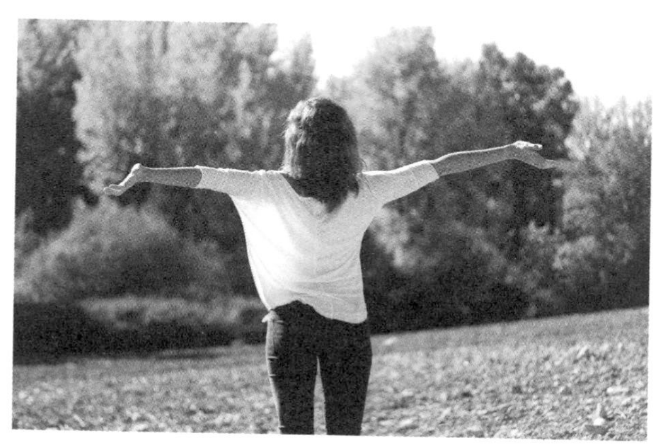

86. 结直肠癌患者饮食方面如何调护？

因为从饮食中摄入的动物脂肪越多，溶解和吸收致癌物质的危险性就越大。高脂肪饮食可增加肠道内胆汁酸的分泌，后者对肠道黏膜有潜在的刺激和损害。如果长期处在这种刺激和损害中，可能诱发肿瘤细胞的产生，导致结直肠癌。所以，结直肠癌患者在饮食起居方面应该注意。

（1）少吃或不吃富含饱和脂肪酸和胆固醇的食物，包括：猪油、牛油、鸡油、羊油、肥肉、动物内脏、鱼子、鱿鱼、墨鱼、鸡蛋黄以及棕榈油和椰子油等。

（2）植物油如花生油、豆油、芝麻油、菜籽油等，限制每人每日进食 20 ～ 30g（约合 2 ～ 3 汤匙）。

（3）不吃或少吃油炸食品。

（4）适量食用含单不饱和脂肪酸的食物，如橄榄油、金枪鱼等。

（5）在烹调过程中，避免将动物性食品和植物油过度加热。

（6）多吃富含膳食纤维素的食物，如魔芋、大豆及其制品、新鲜蔬菜和水果、藻类等。

（7）在维持主食量不变的前提下，用部分粗粮替代细粮。

（8）摄入维生素和微量元素。维生素和微量元素作用不可小视，科学研究表明，维生素 A、β- 胡萝卜素、维生素 C、维生素 E、微量元素硒等，在预防恶性肿瘤方面都有潜在的作用。

（9）多吃新鲜蔬菜和水果，以补充胡萝卜素和维生素 C。

（10）适量食用核桃、花生、奶制品、海产品等食物，以补充维生素 E。

（11）注意摄取麦芽、鱼类、蘑菇等富含微量元素硒的食物。

（12）如果因各种原因，难以保证上述食物的摄入，可适量补充维生素和矿物质合剂。

87. 肠造口患者在饮食方面应如何调护？

手术后造口患者可能会遇到腹胀、便袋异味、大便过稀或造口阻塞等问题。在饮食上，患者可通过下列几点饮食调节方法以帮助自己缓解这些情况。

（1）解决气胀的问题：避免饮用有气的饮品和奶品类；避免吃洋葱、芦笋、西兰花、椰菜及豆荚类食品；避免食用煎炸过的肥腻食物及全麦类。

（2）减少便袋发出的气味：可多吃乳酪、饮红莓汁。

（3）解决粪便过稀的情况：减少用调味料，避免饮用果汁，尤其是西梅汁。可多吃面包、意粉、通粉、苹果。

（4）降低造口阻塞的概率：要将食物完全嚼碎才吞下。避免吃高纤维素的食品，如西芹、笋、粟米、菠萝、香肠、腊肠等；避免吃有较大果仁和多核的瓜果，如石榴、西瓜等。

88. 为什么常吃蔬菜水果能抗癌?

经常吃蔬菜和水果对人体有很多好处。吃蔬菜和水果，不仅能够补充矿物质以及膳食纤维和各种维生素，同时还有助于预防癌症。蔬菜水果含有丰富的抗癌物质，并且色彩越鲜艳，营养物质也就越丰富。这些食物在帮人体达到并保持健康体重的同时，也迅速降低了患癌症的风险。超重可以增加多种癌症的患病风险，包括结肠癌、食管癌，还有肾癌。原因如下：①因为蔬菜中富含膳食纤维，研究表明，膳食纤维的摄入量与肠癌的发病危险性呈负相关。②在我国目前的膳食构成中，机体需要的维生素 A 和维生素 C 几乎全部或者大多数都是由蔬菜来提供的，研究表明，维生素在预防恶性肿瘤方面有潜在作用。③微量元素中的硒在癌症生长发生的每一阶段都对其有抑制作用，大蒜、胡萝卜、洋葱等含硒量比较高。

89. 哪些新鲜蔬菜能预防结直肠癌?

近年来，“饮食抗癌”的说法逐渐流行，许多研究也证明，某些食物中的特殊成分可以有效阻止癌细胞的生长和繁殖。

多吃蔬菜、水果，可以增加淀粉和纤维素的摄入量，从而降低结肠癌和直肠癌的患病率。

（1）绿色蔬菜：包括菠菜、韭菜、甘蓝和深绿色的莴苣等。这些蔬菜富含 β- 胡萝卜素、叶酸和黄体素等抗氧化剂。科学家们指出，颜色越深的蔬菜，含抗氧化剂越多，抗癌力量越强。

（2）大蒜：主要成分是大蒜素，含硫和硒、锗，硒有抑癌的效能。大蒜素能阻止人胃中亚硝胺生成菌的生长，从而减少了亚硝胺的合成，尤其利于预防结肠癌，可降低结肠癌患病风险 70%。

（3）洋葱：其所含的微量元素硒是一种很强的抗氧化剂，能导致造成肿瘤生长的基因损伤，对癌细胞的繁殖有抑制作用。

（4）菜花：含有一种能抗肿瘤、抗病毒的物质，能刺激细胞产生干扰素，有防癌的作用。

（5）胡萝卜：富含胡萝卜素，是“防癌系统”的营养成分。

（6）蘑菇：包括香菇、冬菇、平菇、猴头菇等，主含多糖类成分。香菇含有 β – 葡萄糖苷酶，能促进机体抑制肿瘤生长的能力。

（7）大白菜：含有微量元素钼较多，能阻断致癌的亚硝胺合成。

（8）白萝卜：白萝卜含抗癌物吲哚，有防治癌症的作用。近年发现锌元素有很强的抗癌活性，而锌在白萝卜中含量较高。

（9）甘蓝（卷心菜）：目前已知其中所含的成分吲哚-3-乙醛及黄酮类化合物，可诱导肝脏中芳烃羟化酶活性提高54倍，预示着抗癌力显著增强。有研究发现本品能降低胃癌、结肠癌及直肠癌的发病概率。

（10）茄子：主含龙葵碱，其含量以紫皮茄为多。动物实验证明，此物质可抑制消化系统癌症。

（11）扁豆：可刺激体内淋巴细胞转化为杀伤细胞，能刺激免疫系统，增进消化吸收功能。

（12）芦笋（龙须菜）：含有芦笋素、天门冬酰胺、天门冬氨酸及多种甾体等物质，有防止癌细胞扩散的功能。

90. 哪些水果能预防结直肠癌？

抗癌的常见水果包括猕猴桃、草莓、苹果、葡萄、橘子、柚子、橙子、柠檬、香蕉等。这类水果包括了几乎所有的天然抗癌物质，含有丰富的维生素C，有阻断致癌物质生成的作用。

（1）猕猴桃：猕猴桃维生素C含量居水果之冠，是名副其实的“天然维生素 C 片”。另外，还含有丰富的具有保护血管功能的维生素 P，其营养价值甚高。

（2）草莓：在抗癌水果中，草莓位居首位。新鲜草莓中含有一种奇妙的鞣酸物质，可在人体内产生抗毒作用，阻止癌细胞的形成。此外，草莓中还有一种胺类物质，对预防白血病等血液病也能起到很好的效果。

（3）葡萄：尤其是葡萄皮中含有的花青素和白藜芦醇都是天然抗氧化剂，也有抑癌功效，可抑制癌细胞恶变，破坏异常增生的白细胞的复制能力。

（4）柑橘类水果：橙子、橘子、柠檬、葡萄柚等柑橘类水果中，含有丰富的生物类黄酮，能增强人体皮肤、肺、胃肠道和肝脏中某些酶的活力，帮助将脂溶性的致癌物质转化为水溶性的，使其不易被吸收而排出体外。同时，它们可增强人体对重要抗癌物质——维生素 C 的吸收能力。维生素 C 可增强免疫力，阻止强致癌物质亚硝胺的形成，对防治消化道癌有一定作用。

（5）香蕉：香蕉能增加人体自身免疫力，预防癌症。香蕉内含有丰富的维生素 C、维生素 E、食物纤维、胡萝卜素、5-羟色胺、硒、钾、镁等成分。①维生素 C 能阻断亚硝胺在人体内形成，解除致癌物的毒性。②维生素 E 是一种天然的强抗氧化剂，可阻断亚硝胺等致癌物质在人体内形成。③胡萝卜素具有抗氧化作用。④ 5- 羟色胺能保护胃黏膜，改善溃疡，预防癌症。

（6）苹果：富含维生素 C、钾和纤维素，并能增加肠道容量，降低致癌物质的浓度，促使致癌物质排出体外。

（7）大枣：含大量环磷酸腺苷及丰富的维生素，其中维生素 P 含量居百果之冠。体弱患者直接食用的康复效果明显。

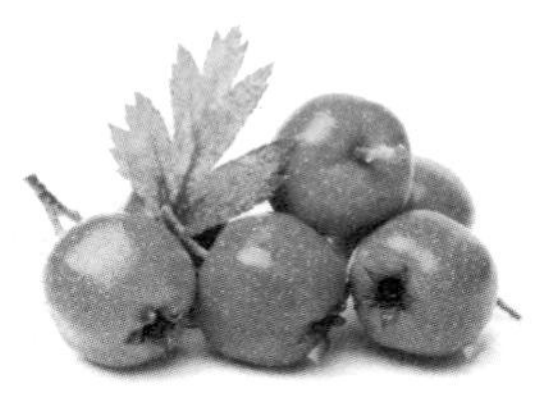

（8）山楂：富含维生素 C 和皂苷、黄酮苷等物质，具有抗癌效果。

91. 哪些谷类食物能预防结直肠癌?

（1）小米：富含蛋白质、维生素、纤维素和有效矿物质元素。小米中含有的硒元素可以有效防止癌细胞转移和增生，起到有效预防癌症的作用。

（2）玉米：粗磨玉米面中含有大量氨基酸，能有效阻止癌细胞增生，对抑制癌症有显著效果。

（3）燕麦：营养价值很高，含有维生素、维生素、矿物质元素等利于身体吸收和消化的物质。纤维素可以促进肠胃消化和蠕动，减少有害物质在肠胃的停留时间，减少有害物质诱发癌症的可能。而且经常食用燕麦还可以有效抑制癌细胞增生，从而预防癌症的发生。

（4）大麦：营养成分较为丰富，其中维生素、纤维素、矿物质元素含量都很高。大麦可以有效增强身体免疫力，促进肠胃蠕动，有助于排便，减少肠胃癌症发生。其中含有的维生素可以有效抑制癌细胞增生，有效降低身体自身胆固醇含量，降低脂肪蛋白质的含量，预防心血管疾病发生。

（5）荞麦：荞麦富含蛋白质、维生素、纤维素等营养物质。其中含有的纤维素可以有效提高肠胃消化能力，减少肠胃癌症的发生。而且荞麦里面含有的硒元素，具有预防和抗击癌细胞增生的作用。

（6）麦麸：即麦皮（小麦加工面粉副产品）。麦麸中含有丰富的纤维素，能稀释肠道内的多种致癌物质，减少致癌物和肠道接触的机会。

92. 为什么常吃蘑菇能抗癌?

蘑菇是食用菌中的一种，包括香菇、冬菇、平菇、猴头菇等，主含多糖类成分。香菇含有 β－葡萄糖苷酶，能增强机体抑制肿瘤的能力。含香菇多糖的菌类被证实有抗癌的功效，所以建议癌症患者在饮食中适当摄入一些香菇、平菇等菌类。但没有证据说食用贵的菌类比寻常的有效。

93. 喝绿茶能预防结直肠癌吗？

研究表明，茶叶中的某种物质经血液循环可抑制全身各部位的癌细胞，有明显的防癌作用。绿茶中有较多的茶多酚，其主要作用成分是儿茶素类。绿茶抗氧化成分对多种致癌物包括苯并芘、香烟致癌物、氨基酸高温裂解产物等的细胞恶性转化均有明显的抑制作用。正确的饮茶方法是，每次 3g 绿茶，用 150mL 开水冲泡饮用，每日两次。饮用时间在饭后一小时左右，不要在饭后即刻及睡前饮用。

94. 鸡、鱼是“发物”，癌症术后不能吃，对吗？

不对。西医营养学中并不存在“发物”一说。鸡肉相比起猪肉、牛肉，蛋白质含量较高，脂肪含量较低。此外，鸡肉的蛋白质中富含人体全部必需的氨基酸，与蛋、奶制品中的氨基酸非常相近，易于被人体吸收利用，是优质的蛋白质来源。鱼肉中含有丰富的蛋白质，而且所含人体必需氨基酸种类也很全面。最主要的是，鱼肉的脂肪含量也很低，只有等量猪肉的一半，是最容易被人体吸收的肉类。当然，有些人对海鲜等食物过敏则另当别论。

在癌症患者的饮食中，正需要牛羊肉、禽类、鱼类来保证优质蛋白的摄入。在临床上出现过癌症患者由于不敢吃这类食物，导致蛋白质大量损耗、血浆蛋白严重下降，而出现感染现象。

95. 结直肠癌患者能吃鸡肉和鸡蛋吗？

很多患者都听说过一句话，肿瘤患者吃鸡能引起癌症的复发和转移，其实这是没有理论和临床依据的。鸡肉富含蛋白质和维生素等物质，具有益气、温中、养血、填精的作用，是很好的增加蛋白质的食品，尤其适合于肿瘤患者症见消瘦、食少、泄泻等蛋白质缺乏者。

鸡蛋味甘、性平，含有丰富的蛋白质、维生素类、无机盐及微量元素，具有补血安神、滋阴润燥的作用，亦有防癌作用，并且容易被人体消化吸收，适合于肿瘤患者见血虚或阴虚症状者。一般建议每日食 1 ～ 2 个鸡蛋，最好是蒸蛋或煮蛋，不建议经常吃油煎鸡蛋，因其既有致癌作用，也不好消化。

96. 怎样预防直肠息肉癌变?

直肠息肉，特别是腺瘤性息肉，已被学者公认为是癌前期病变。所以直肠息肉患者的定期随访已被提到防治早期肠癌的高度来认识。因此，对于直肠息肉，尤其是腺瘤性息肉，定期随访是防止息肉恶变的重要一环。

为预防直肠息肉癌变，应早日切除直肠息肉，切除后还要定期复查；应保持乐观心态，以良好的心态应对压力，劳逸结合，不要过度疲劳；应加强体育锻炼，增强体质，多在阳光下运动，避免形成酸性体质；生活要规律，应当养成良好的生活习惯；还应积极治疗与息肉发生有关的疾病，如慢性结肠炎、克罗恩病等。

97. 怎样预防便秘的发生?

（1）多饮开水。每天早晨起床后饮用一杯温白开水，或加入少量食盐的有淡咸味的白开水。每天需饮水2000～2500mL，可以增加消化道水分，有利于排便。配合腹部按摩或转腰，让水在肠胃振动，加强通便作用。

（2）多吃蔬菜水果。平时要多吃新鲜蔬菜和水果，保持大便通畅。如韭菜、芹菜、菠菜、香蕉、苹果、梨等。要鼓励老人适量喝水或饮用蜂蜜水，多吃大枣、芝麻和核桃等食物，起到润肺通便的作用。

（3）多吃粗粮。由于粗粮中膳食纤维含量较多，平时多吃粗粮、杂粮，如玉米、小米、小麦、小麦皮（米糠）和麦粉等，是预防便秘的有效方法。这是因为膳食纤维吸水性强，可使肠道中的食物增大、变软，刺激肠道蠕动，有利于粪便排出，防止便秘。此外，根菜类和海藻类中食物纤维较多，如牛蒡、胡萝卜、四季豆、红豆、豌豆、薯类和裙带菜等。

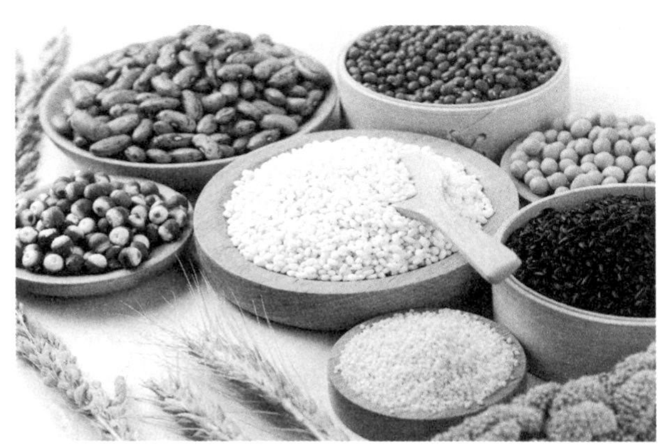

（4）多做运动。能活动的患者应尽量做一些运动，比如散步、跑步、打太极拳、练气功等。不能活动的患者，如瘫痪患者，可试做腹肌收缩和提肛运动。产后妇女也可尽早做腹肌收缩运动。

（5）养成良好排便习惯。每天晨起或早饭后或睡前按时解大便，不管有无便意都要按时去厕所，不要人为地控制排便感。对经常容易发生便秘者，一定要注意把排便安排在合理时间，每到时间就去上厕所，养成一个良好的排便习惯。

（6）不可滥用泻药。便秘严重者可适量服用缓泻剂，如蜂蜜、大黄，或使用开塞露、甘油灌肠等。若长期使用泻药，可造成依赖性，最好请医生帮忙找出原因，有针对性地使用泻药。

98. 结直肠癌患者家属怎样进行自我保健?

结直肠癌是常见的恶性肿瘤之一。结肠癌与直肠癌的发生，同饮食因素和遗传因素有关。为了预防结直肠癌，结直肠癌患者家属应从以下几个方面做好自我保健：①定期健康检查。特别强调定期做纤维结肠镜检查，一旦发现息肉，应及时治疗，以防患于未然。②减轻心理压力。应该指出的是，结直肠癌患者的家属在接受全面、细致的纤维结肠镜检查等检查后，若未发现异常，即应放下沉重的心理包袱，切忌胡乱猜疑，因为情绪紧张和不良的自我暗示可干扰高级神经的正常活动，影响自主神经功能，进而引起胃肠功能紊乱，如肠易激综合征等，降低了生活质量。有些结直肠癌患者的家属甚至得了“恐癌症”，整天萎靡不振，情绪消沉，实际上大可不必。③适当锻炼身体。为了保持身体健康，预防癌症的发生，人们应该学会自我调节，经常从事一些轻松愉快的活动，诸如下棋、打球、跳舞、唱歌、旅游、书法等，以良好的心境应付一切应激事件的发生。④调整膳食结构。适当降低饮食中脂肪和肉类的比例，多进食新鲜蔬菜和水果，增加食物中纤维素含量，保持每日排便通畅，对结直肠癌的预防将起到积极作用。

99. 如何做好结直肠癌患者术后的家庭康复护理?

结直肠癌患者术后，家属应帮助患者做好家庭康复护理。出院后的家庭康复应注意以下几点。

（1）饮食。结肠造口的人不需要忌口，只要进行均衡饮食便可以。不要一次吃得太多，平时应多吃新鲜蔬菜及水果。对于结肠造口的患者，啤酒会产生稀便，而汽水会增加气体的排出，应多注意。

（2）衣着。造口用品既轻便平坦又不显眼，故不需穿特制衣服，只需穿柔软、宽松、富于弹性的服装即可。所用腰带不宜太紧，弹性腰带不压迫造口，亦可使用背带裤。

（3）洗澡。当手术的切口缝线已拆线，切口完全愈合后，便可以洗澡，造口似口腔黏膜一样，不怕水，水也不会从造口进入身体内，中性肥皂对它也无刺激，盆浴或淋浴都可选择。

（4）锻炼。每个人每天都要运动，以保持健康的身体，造口患者也不例外。患者可以根据术前的爱好，与身体的耐受力选择一些力所能及的运动，但剧烈的运动，如打拳、举重则要避免。

（5）工作。造口并不是一种疾病，因此不会影响患者的工作。当患者体力已恢复，便可以回到以前的工作岗位上，但需避免重体力劳动，如举重或提重物。

（6）社交。人们离不开友情、离不开人群，只要患者学会使用造口用品、掌握排便的规律、穿上舒适美观的衣服、摆出潇洒动人的姿态，就可以立即出现在人们面前，进行日常工作、结交朋友、参加会议和进出娱乐场所，十分自由且毫无拘束。

（7）旅游。旅游是有益身心的事，无论坐船、坐飞机、坐火车，对造口均不会有影响。但要带齐造口用品，放在随身行李内，以便随时更换。对更换下的造口用品要处理好，注意环保。

100. 阿司匹林能降低结直肠癌的患病风险吗?

阿司匹林对多种肿瘤具有化学预防作用，对胃肠道肿瘤抑制作用尤为明显。但阿司匹林作为结直肠癌的化学预防剂在临床应用中仍存争议，其适用人群及剂量没有统一的标准。为兼顾安全性及有效性，建议阿司匹林预防剂量的范围在75～100mg/d。使用阿司匹林预防结直肠癌时，要考虑出血等风险，应用前需要对患者进行危险因素的全面评估。提醒患者千万不要长期服用阿司匹林。

101. 结直肠癌早期筛查的方法有哪些?

基于粪便检测的方法，包括粪便免疫化学测试（fecal immunochemical test，FIT）和多靶点粪便 DNA 检测。FIT 相比愈创木脂化学法粪潜血试验（guaiac-based fecal occult blood test，GFOBT）具有更高的敏感性和特异性，且不受饮食和消化道出血的影响，检测结果也更为准确。FIT 是目前应用最广泛的结直肠癌早期筛查技术，推荐筛查周期为 1 年 1 次。不再推荐化学法粪潜血试验用于结直肠癌早期筛查。粪便 DNA 检测技术利用粪便中肠道肿瘤脱落细胞的特异性标志物，与 FIT 相结合组成多靶点粪便 DNA 检测。该方法提高了结直肠癌进展期腺瘤的筛检敏感性和特异性，但检测费用较高，推荐应用于无症状人群结直肠肿瘤早诊筛查，筛查周期为 3 年 1 次或 1 年 1 次。粪便检测阳性者应行结肠镜检查，明确病理。

肠镜包括纤维结肠镜、乙状结肠镜和直肠镜。结肠镜检查是发现肠道肿瘤最敏感的检查方法，同时可以明确病理诊断。推荐有条件地区采用规范化结肠镜检查行早期结直肠癌的筛查，尤其对于高危人群，推荐筛查周期为 5 ～ 10 年 1 次。

102. 结直肠癌患者术后出院后应注意哪些方面问题?

（1）定期复查很重要。其中病史、体检及 CEA、CA199 监测每 3 ～ 6 个月复查 1 次，共 2 年，然后每 6 个月复查 1 次，共 5 年，5 年后每年复查 1 次。胸、腹、盆腔 CT 或 MRI 每半年复查 1 次，共 2 年，然后每年复查 1 次，共 5 年。术后 1 年内行肠镜检查，如有异常，1 年内复查；如未见息肉，3 年内复查，然后 5 年复查 1 次，检出的腺瘤均推荐切除。如术前肠镜未完成全结肠检查，术后 3 ～ 6 个月复查肠镜。重视直肠指诊。

（2）出院后合理膳食。正常膳食，营养均衡，品种多样，粗细搭配，低脂低盐，多吃水果蔬菜，保持大便通畅。

（3）调节心理。多沟通、多交流，疏导不良情绪，正确认识肠造口并做好自我护理。

（4）适当运动。早期下床，坚持锻炼。术后 1 个月后行肛门功能锻炼，如提肛运动、肛门坐浴等，术后 3 个月内避免重体力活动。

（5）调整排便。部分排便障碍患者利用药物调整排便次数以减轻肛门不适，可以自己定期灌肠排便，也可长期灌肠形成习惯。确实调整不好的可以定期到医院做生物反馈治疗。

103. 结直肠癌患者术后何时可以进水进食?

建议患者于术后尽早恢复饮食。通常术后一天需保持禁饮禁食，第二天可适量饮水饮茶，不需严格遵守排气后才可饮水的原则，第三天可进纯流质食物（以汤为主，不建议饮用牛奶等易产气食品），后可根据患者排便排气恢复情况，逐渐恢复进食。

104. 肠造口对患者生活影响大么?

目前肠造口的技术成熟，无论对于行哪种造口的患者，经过良好的造口生活护理指导，都可以恢复正常的生活。尽管经肠造口排便与正常排便方式相比有所不同，但只要患者心理能够接受造口，普遍可以达到较好的生存状态。

105. 无症状健康人群如何进行结直肠癌筛查？

（1）一般人群筛查：每年至少检查一次大便潜血试验，阳性者行结肠镜检查。

（2）高危人群筛查：有结直肠腺瘤病史、结直肠癌家族史和炎症性肠病者，定期进行结肠镜检查，其间隔不应大于5年。

【专家忠告】

结直肠癌是一种常见的恶性肿瘤，其新发病例数在全世界男性、女性中分别排名第3位及第2位，死亡病例数在全世界男性、女性中分别排名第4位及第3位。发达国家结直肠癌发病率明显高于发展中国家。随着人们生活水平的不断提高以及生活方式的改变，尤其是膳食结构的改变，我国结直肠癌的发病率日渐增高。随着诊疗技术的发展，结直肠癌的5年生存率不断在提高。美国结直肠癌5年生存率已达到64%左右；近年来中国的结直肠癌总体5年生存率也有了很大提高，结肠癌 5 年生存率已经达到 57.6%，直肠癌 5 年生存率为 56.9%，但仍低于欧洲和美国，其原因是我国结直肠癌早期诊断率总体偏低，多数结直肠癌患者诊断时已是中晚期，治疗效果和生存质量都会大大降低。加强结直肠癌相关知识的宣传以及早诊早治必要性的科普教育，可以提高居民的警惕性和结直肠癌早期筛查意识，使其进行定期的结肠镜检查，有助于结直肠肿瘤的早期发现和早期治疗，提高患者的 5 年生存率和生活质量。同时，结直肠癌的发生发展与不良的生活方式息息相关，通过对居民进行健康生活方式的教育，促其养成良好的生活习惯，有助于结直肠癌的预防。

得了大肠癌及时治疗固然十分重要，但是康复保健是临床治疗后的必要延续，更多时间是“养”，即综合康复治疗。大肠癌手术切除或放、化疗后，不等于万事大吉，后续的处理十分重要。综合治疗包括心理康复治疗和生理康复治疗。对大肠癌患者而言，综合康复治疗具体实施包括下列几方面：正确认识疾病，保持乐观心态；平衡饮食，控制体重；适度锻炼，增强体质；合理用药，安全有效；坚持复查，定期随访。

结直肠癌起病隐匿，早期可以无特殊症状，发现时常为中、晚期。发生延误诊断的原因：对无症状健康人群未按要求进行筛查；部分有症状人群对大便习惯和性状改变等症状不重视，自认为是痔疮等良性或炎症性疾病，没有进一步检查；亦有部分患者惧怕肠镜检查而未能及时确诊；少数医生警惕性不高，检查不规范，对有结直肠癌症状者不行肛门指检和其他检查。因此，对无症状健康人群，尤其是高危人群，应严格按照要求筛查；对有症状者必须做到及时就医和规范检查，以免延误诊断。同时，应注意每一种检测都有一定的适用范围和局限性，不能完全替代其他检查。

参考文献

1. 李春雨 . 肛肠外科学 . 北京：科学出版社，2016.

2. 李春雨 . 肛肠病学 . 北京：高等教育出版社，2013.

3. 李春雨，徐国成 . 肛肠病学 .2 版 . 北京：高等教育出版社，2021.

4. 李春雨，汪建平 . 肛肠外科手术学 . 北京：人民卫生出版社，2015.

5. 李春雨，汪建平 . 肛肠外科手术技巧 . 北京：人民卫生出版社，2013.

6. 张有生，李春雨 . 实用肛肠外科学 . 北京：人民军医出版社，2009.

7. 李春雨，张有生 . 实用肛门手术学 . 沈阳：辽宁科学技术出版社，2005.

8. 聂敏，李春雨 . 肛肠外科护理 . 北京：人民卫生出版社，2018.

9. 聂敏，李春雨 . 肛肠科护士手册 . 北京：中国科学技术出版社，2018.

10. 李春雨，朱兰，杨关根，等 . 实用盆底外科 . 北京：人民卫生出版社，2021.

11. 徐国成，李春雨 . 肛肠外科手绘手术图谱 . 北京：人民卫生出版社，2022.

12. 李春雨 . 肛肠病名医解答 . 北京：人民军医出版社，2011.

13. 李春雨 . 结肠炎名医解答 . 北京：人民军医出版社，2011.

14. 李春雨 . 便秘名医解答 . 北京：人民军医出版社，2012.

15. 李春雨 . 大肠癌名医解答 . 北京：人民军医出版社，2012.

16. 李春雨，聂敏 . 痔疮就医指南 . 北京：中国中医药出版社，2022.

17. 李春雨，杨波，聂敏，等 . 肛周脓肿就医指南 . 北京：中国中医药出版社，2022.

18. 李春雨，聂敏，孙丽娜 . 肛瘘就医指南 . 北京：中国中医药出版社，2022.

19. 李春雨，聂敏 . 便秘就医指南 . 北京：中国中医药出版社，2022.

20. 李春雨，张苏闽，聂敏，等 . 结肠炎就医指南 . 北京：中国中医药出版社，2022.

21. 李春雨，张伟华，聂敏，等 . 结直肠癌就医指南 . 北京：中国中医药出版社，2022.